脑卒中防治系列丛书

总主编 王陇德

脑卒中健康管理
Stroke Health Management

主　编　王陇德

副主编　王金环　周生来　王少石

编　委（按姓氏笔画排序）

左慧娟　卢燕玲　吕少丽　朱鑫璞

李筱雯　杨晓辉　夏　萌　符　岚

薛　源

人民卫生出版社

图书在版编目（CIP）数据

脑卒中健康管理 / 王陇德主编. —北京：人民卫生出版社，2016

ISBN 978-7-117-22279-2

Ⅰ．①脑… Ⅱ．①王… Ⅲ．①脑血管疾病－防治 Ⅳ．①R743

中国版本图书馆 CIP 数据核字（2016）第 051998 号

人卫社官网	www.pmph.com	出版物查询，在线购书
人卫医学网	www.ipmph.com	医学考试辅导，医学数据库服务，医学教育资源，大众健康资讯

脑卒中健康管理

主　　编：王陇德
出版发行：人民卫生出版社（中继线 010-59780011）
地　　址：北京市朝阳区潘家园南里 19 号
邮　　编：100021
E － mail：pmph @ pmph.com
购书热线：010-59787592　010-59787584　010-65264830
印　　刷：北京铭成印刷有限公司
经　　销：新华书店
开　　本：850×1168　1/32　印张：6
字　　数：120 千字
版　　次：2016 年 5 月第 1 版　2016 年 9 月第 1 版第 2 次印刷
标准书号：ISBN 978-7-117-22279-2/R · 22280
定　　价：28.00 元

打击盗版举报电话：**010-59787491**　**E-mail：WQ@pmph.com**
（凡属印装质量问题请与本社市场营销中心联系退换）

《脑卒中防治系列丛书》

编　委

总主编　王陇德

主　编（按姓氏笔画排序）

王陇德　华　扬　李秀华　励建安　张　通　周良辅
赵继宗　姜卫剑　凌　锋　高培毅　郭燕红　崔丽英
蒲传强　霍　勇

副主编（按姓氏笔画排序）

王少石　王拥军　王金环　冯晓源　母义明　邢英琦
吉训明　刘　鸣　刘建民　李　玲　李天晓　李坤成
杨　莘　应　岚　张建宁　周生来　周定标　单春雷
顾　新　惠品晶　游　潮　樊东升

编　委（按姓氏笔画排序）

于生元　于冬梅　于春水　于德林　王　玲　王　柠
王　涛　王　硕　王大明　王茂德　王金锐　王继跃
毛　颖　方　琪　尹　龙　邓学东　左慧娟　卢　洁
卢燕玲　帅　杰　史怀璋　曲乐丰　吕少丽　刚婷婷
朱　刚　朱鑫璞　刘新峰　安中平　许予明　许百男
孙宁玲　孙胜军　买买提力·艾沙　纪立农　杜　彬

出版说明

　　随着近 30 年来我国经济的高速发展，我国居民的疾病谱发生了重大变化，心脑血管疾病等慢性非传染性疾病已成为严重威胁民众健康和致残、致死的首要原因，其中以脑卒中最为突出。2010 年，全球研究数据显示，脑卒中已成为中国第一位死亡原因。脑卒中给我国居民家庭和社会带来了沉重负担，危害极为严重。为了应对脑卒中的严峻威胁，国家卫生和计划生育委员会启动脑卒中防治工程，组织各级卫生行政部门、各级医疗机构、疾病预防控制中心等共同开展脑卒中防治工作，摸索建立了覆盖全国的脑卒中防治网络体系，为我国心脑血管疾病的防治工作开展了大量有益探索。

　　为在各级医疗机构中深入推进脑卒中的规范化防治，国家卫生计生委脑卒中防治工程委员会组织专家充分借鉴国际先进经验，并结合我国医疗机构对脑血管病的医疗实践状况，开展《脑卒中防治系列丛书》的编写，经专家多次讨论和审阅，最终形成本套丛书。

　　本套丛书有如下特点：

　　1. 编写工作是在对全国 31 个省、市、自治区，共 300多家脑卒中防治基地医院充分调研的基础上开展的，充分反映了全国脑卒中防治领域的需求。

2. 图书品种是严格按照脑卒中各相关专业构成和业务能力发展要求设置的,涉及内科治疗、外科治疗、介入治疗、康复治疗、影像学评估、专科护理、健康管理和超声筛查8个专业。

3. 为了保证内容的学术水平与实用性,编写人员均由来自全国大型综合性三甲医院的知名专家和临床一线的中青年优秀专家组成。

4. 为了保证内容的权威性和指导性,参考文献来源于国内、外各相关专业委员会制定的指南、规范、路径和国家级教材。

5. 内容在保持先进性的同时,以脑卒中防治的规范化培训为目的,更侧重于知识点的成熟性和稳定性。

6. 字词凝练,内容表达尽量条理化、纲要化、图表化。

本套丛书共8本,除适合各级医院脑卒中相关临床工作者阅读之外,还兼顾综合性医院各专业年轻医师和临床型研究生规范化培训使用。本套图书将根据临床发展需要,今后每3~5年修订一次。整套丛书出版后,将积极进行数字化配套产品的出版。希望本套丛书的出版为提高我国脑卒中防治的综合能力,遏制脑血管病的高发态势,维护广大人民群众的健康权益,做出应有的贡献。

由于编纂时间仓促,书中难免有疏漏之处,敬请广大读者提出宝贵意见。

国家卫生计生委脑卒中防治工程委员会
2016年4月

防治卒中
健康中国

题赠国家卫生计生委
脑卒中防治工程

陈竺 二零一五年四月二十八日

序

　　为在全国范围内尽快建立一整套脑卒中高危人群筛查与防治技术推广体系，加快培养一批高水平、高素质、能够承担脑卒中筛查与防治工作的专业医务人员，全面提升脑卒中防治意识，国家卫生计生委脑卒中防治工程委员会组织了国内脑卒中防治领域顶级专家和学者，历时3年时间，共同编写了这套《脑卒中防治系列丛书》。这是我国在脑卒中防治工作中的一件具有重要意义的大事。

　　近年来，随着中国经济的快速增长，人们的生活方式发生了很大的变化，因人口老龄化的加速和不良生活方式所导致的慢性非传染性疾病（简称"慢性病"）的防控工作压力巨大。而脑卒中作为当前慢性病中致死率、致残率最高的疾病之一，已成为我国慢性病筛查与防治工作的重点。国家卫生计生委脑卒中防治工程委员会自2011年成立至今，本着"关口前移、重心下沉、提高素养、宣教先行、学科合作、规范诊治、高危筛查、目标干预"的指导方针，聚焦国内脑卒中筛查与防治体系建设，进行顶层设计、科学谋划，抓住当前脑卒中筛查与防治工作中的重点、难点问题，进行矢力攻坚、扎实推进，在加强国内慢性病防治管理与人民群众健康教育普及、推进国家"基层首诊、双向转诊、急慢分治、上下联动"分级诊疗体系建设和完善基层医疗卫生机构网格化管理运行机制等方面进行了诸多有益的探索，为推进"健康中国"建设做出了积极贡献。

《脑卒中防治系列丛书》总结了我国老、中、青三代医学专家在脑卒中防治领域的集体智慧和实践经验，同时吸纳了当前循证医学已经证实的医学科技新进展，顺应了当前脑卒中防治的发展需要。它为国内脑卒中防治一线的医务人员提供了工作指导和业务规范，也为各级卫生行政管理部门对脑卒中防治体系的建设与监管提供了科学的依据。《脑卒中防治系列丛书》的编写是一项艰巨的工程，在编写过程中专家们尽职尽责，一丝不苟，精益求精，确保了这套丛书的科学性、规范性和可操作性。我代表卫生计生委并以我个人的名义对参与本套丛书编写的各位专家表示衷心的感谢。

当然，我国脑卒中筛查与防治工作仍处于起步阶段，需要加强与完善的地方还很多，难免存在一些不足。在此，我希望国内脑卒中防治领域的专家和一线医务人员对本套丛书提出宝贵的意见和建议，以便再版时修订，力争将此套丛书打造成国内知名的脑卒中防治培训用书，为我国脑卒中防治工作做出应有的贡献。

2016 年 4 月

前　言

　　慢性非传染性疾病严重威胁我国人民的健康,脑血管病首当其冲,遏制脑血管病的高发态势刻不容缓。6 年前,国家启动了脑卒中防治工程,全国各省、自治区、直辖市卫生行政部门认真组织,各基地医院、基层医疗卫生机构及广大专家、学者积极参与,国家一级脑卒中防控网络体系现已基本建成,脑卒中中心建设如火如荼,筛查和随访大数据库已具规模,各级医疗卫生机构多学科协同防治水平和医务人员的防治结合理念得到了显著提升,人民群众的脑卒中防控意识不断增强。

　　随着脑卒中防治工程的深入开展,脑卒中防治的临床、科研和管理工作得到越来越广泛地重视,而与之相应的,却是相关知识的贫乏和技术的不规范,迫切需要科学权威的书籍用于培训和指导。为此,国家卫生计生委脑卒中防治工程委员会从 2012 年起,邀请赵继宗、周良辅、蒲传强、崔丽英、霍勇、凌锋、姜卫剑、励建安、张通、郭燕红、李秀华、高培毅、华扬等专家担任主编,近 150 位国际、国内知名专家担任编委,历时 3 年,编写完成了这套《脑卒中防治系列丛书》。整套丛书近百万字,内容来自于各位专家多年的临床实践经验总结和对全国

31 个省市自治区共 306 家脑卒中防治基地医院的充分调研成果，真实反映了我国脑卒中防治领域相关专业的需求。本套丛书严格按照脑卒中各相关专业构成和业务能力发展的要求，共设置了内科治疗、外科治疗、康复治疗、影像学评估、专科护理、健康管理及超声筛查等 8 个分册。这套丛书的编写，旨在引导临床医生和医学科研工作者开阔思维，不断从临床实践和科学研究等方面提高自身能力；指导各级卫生行政部门、疾控机构和基地医院等，借鉴可行的方法与经验，继续探索我国脑卒中防治的新模式，从而降低脑卒中的发病率和死亡率，为提高人民群众的健康水平做出重要贡献。

　　本套丛书的编纂可能有疏漏之处，敬请广大读者提出宝贵意见。

2016 年 4 月

目　录

目 录

目 录

第一章

健 康 管 理

第一节　健康管理概述

一、基本概念

我国《健康管理师国家职业标准》中将健康管理定义为：对个体或群体的健康进行全面监测、分析、评估，提供健康咨询和指导以及对健康危险因素进行干预的全过程。

健康管理是健康管理师在循证医学的基础上，使用基础医学、临床医学、营养保健、中医养生、心理保健、康复医学、运动医学、流行病学、环境医学、行为科学、社会学以及安全用药等多方面知识，综合运用多种现代管理方法与手段，针对个体或群体的健康状况和健康危险因素，开展健康教育与健康维护，以达到促进个体和群体身心健康、减少或延缓疾病的发生、提高生活质量、延长健康寿命，同时降低医疗费用和整个社会的医疗成本的目的。

二、作用和意义

健康管理的实质是预防医学与临床医学的结合，

最终实现三级预防,即:①一级预防:通过健康教育、健康促进手段来改善健康状况、降低疾病的发生率;②二级预防:早发现、早诊断、早治疗,控制疾病的发展或防止疾病的复发;③三级预防:预防各种并发症的发生,降低患者的残疾率,提高患者的生活质量(图 1-1)。

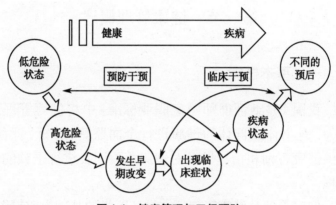

图 1-1   健康管理与三级预防

　　健康管理作为一项产业,在国外已有几十年的发展历史,在人群疾病预防、社会医疗保障等领域发挥着重要作用。

　　20 世纪六七十年代美国保险业最先提出健康管理的概念。保险公司将其客户交给不同专业的健康或疾病管理中心,通过采用健康评价和干预的手段来指导客户自我保健,大大降低了医疗费用,为保险公司控制了风险,也为健康管理事业的发展奠定了基础。据估计,最近 10 年,美国对这项服务的需求一直以每年 20%～

25% 的速度增长。如今,超过 9000 万的美国人在使用健康管理服务。

随着我国经济的快速发展和人们生活水平的提高,以不良生活方式为主要危险因素引起的慢性疾病在逐年上升,慢性非传染性疾病成为我国主要卫生问题。在此背景下,健康管理的理念和做法逐步受到关注。

(一)我国慢性病的发病趋势

2002 年中国居民营养和健康调查表明:我国 18 岁以上人群高血压患病率为 18.8%,全国有高血压患者 1.6 亿人,60 岁以上人群中 49.1% 为高血压患者;我国大城市、中小城市和农村 18 岁以上居民糖尿病患病率分别达到 6.1%、3.7% 和 1.8%。估计全国有糖尿病患者 2346 万人,空腹血糖受损者约 1715 万人;全国有近 2 亿人超重和肥胖,1.6 亿人血脂异常,3.5 亿人为吸烟者。

2008 年,第四次国家卫生服务调查的结果显示,过去 10 年,平均每年新增慢性病患者近 1000 万例。其中,高血压和糖尿病的病例数增加了 2 倍,心脏病和恶性肿瘤的病例数增加了近 1 倍。国际上多国联合组织关于脑卒中的 MONICA 研究结果表明,中国脑卒中的发生率正在以每年 8.7% 的速度递增。此趋势若不被控制,到 2020 年,中国的脑卒中每年新发患者将达到 370 万人。这种慢性病快速上升的局面将会给国民经济和社会发展造成巨大压力。

(二)慢性病的危害

慢性病严重危害人民健康,同时也给患者及其家庭和社会带来沉重的经济负担。研究资料显示,收缩压在150mmHg以上者,每10个人中就有近2人发生脑卒中,脑卒中的发病率是收缩压在130mmHg以下者的10倍。血糖不正常,会逐渐发生心、脑、肝、肾、眼睛等重要器官的并发症,造成这些器官功能丧失,甚至危及生命。冠心病会明显影响患者的活动能力,有时会引发心肌梗死,造成患者死亡。2004—2005年慢性病死亡已占总死亡的82.54%。

2008年完成的我国居民第三次死因抽样调查结果表明,脑血管病已成为我国国民第一位的死因,其死亡率是欧美国家的4~5倍,是日本的3.5倍,甚至高于泰国、印度等发展中国家。在脑血管病中,尤以脑卒中造成的健康损害和生命威胁最为严重。慢性病不仅严重危害人民健康,同时也是耗费社会资源最多的疾病。

2003年,我国仅用于治疗脑血管病的总费用就高达约200亿元。用于治疗慢性病的费用占疾病治疗总费用的比例,世界平均水平为43.2%,我国为60.0%。据世界卫生组织估计,从2005年到2015年,仅心脏病、脑卒中和糖尿病的治疗,就将给中国带来至少5500亿美元的损失。

因此,通过健康管理来干预和纠正人们的不良生活方式,指导人们综合利用有限的卫生资源,有效控制疾病的危险因素,减少或减缓慢性非传染性疾病的发生,将成为降低社会医疗负担、提高人们健康水平最为重要及行之有效的措施,这也是健康管理的意义所在。

三、核心内容

健康管理是一种前瞻性的卫生服务模式,它不仅是一个理念,也是一种方法,更是一套完善、周密的服务程序。一般来说,健康管理有四个核心环节(图1-2)。

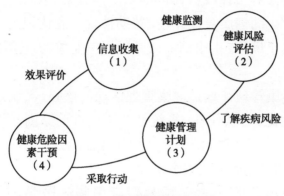

图1-2　健康管理的核心环节

(一)健康监测

健康监测是指通过系统地、连续地收集与健康状况和影响健康状况的各种因素相关的资料,经过归纳、整理、分析,产生与健康有关的信息,了解其存在的潜在健康问题,为评价和干预管理提供基础数据。健康信息的收集通常可以通过心理健康测试、生活方式调查、健康体检、个人既往史、家族健康情况等途径获取。

(二)健康风险因素评估和分析

健康风险因素评估和分析是指根据健康监测所收集产生的健康信息,对个体或群体的健康状况及未来患病或死亡的危险性,用各种健康风险评估工具进行定性或定量评估,系统分析其所处健康状态及在未来患慢性病的危险程度、发展趋势及相关的危险因素,为干预管理和干预效果的评价提供依据。

(三)制定个体化的健康管理计划

根据对个体或群体健康状况的评估、预测结果,制定个性化的健康管理计划,帮助被管理者认识到自身存在的健康风险,指出消除或减轻影响健康的危险因素的行动方向。

健康管理计划是健康管理活动的核心,其制定应注意个性化、易操作性、系统性和阶段性的原则。该环节依赖于健康管理师的综合知识和专业能力。

(四)健康危险因素干预

健康危险因素干预是指应用临床医学、预防医学、行为医学、心理学、营养学和其他健康相关学科的理论和方法对个体或群体的健康危险因素进行控制和处理。

在此过程中,要通过各种途径与被管理者保持联系,对其给予及时的咨询和科学指导,并对其健康状况的改变及时了解,定期进行重复评估,给个人提供最新的健康维护方案。此外,干预所采用的措施不是单一的,往往是多种干预措施的有机结合,通过健康教育、三级预防、生活方式干预、心理咨询指导等多种技术和管理手段的综合应用,将生活方式管理、需求管理、疾病管理、残疾管理等不同健康管理策略有机组合并综合应用来实现各种健康管理计划的目标。

四、服务人群

概括而言,健康管理的服务人群包括三类:

(一)健康人群

健康人群是指目前心身都处于健康状态并希望保持健康的群体。他们认识到健康的重要性,但健康知识不足,希望得到科学、系统、个性的健康教育与指导,并拟通过定期健康评价,保持低风险水平,尽享健康人生。

(二)高危人群

高危人群是指已有明显的高危倾向并需要立即改善健康状况的群体。他们需要定期得到健康与疾病危险性评估,并在健康管理师的指导下密切监控危险因素,降低风险,及时采取干预措施,预防疾病的发生。

(三)疾病人群

疾病人群是指在临床治疗的同时希望积极参与自身健康改善的群体。他们需要在生活和行为方式上进行全面改善,采用综合性的健康管理方案,延缓疾病进程,提高生活品质和生命质量。

五、基本策略

借鉴发达国家的经验,目前比较成熟的健康管理策略有六种:

(一)生活方式管理

生活方式与人们的健康和疾病休戚相关。研究发现,脑卒中、冠心病、糖尿病等常见慢性非传染性疾病都与吸烟、饮酒、不健康饮食、缺乏运动等危险因素有关，各种慢性病与各种危险因素之间往往呈现"一因多果、一果多因、多因多果、互为因果"的关系（图1-3）。

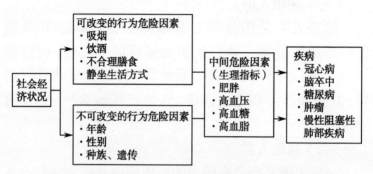

图1-3 常见慢性病与生活方式危险因素之间的内在关系

生活方式管理是指通过对人们不良的行为和生活方式进行干预，运用科学的方法来指导人们纠正不良生活习惯，培养和建立健康的行为和生活方式，最大限度地降低其健康风险暴露水平的过程。生活方式管理的对象十分广泛，任何具有不良生活方式的个体或群体，尤其是慢性疾病的高危人群，都是重点干预对象。

生活方式管理的效果取决于如何使用行为干预技术来激励个体或群体的健康行为。其成败很大程度上取决于被管理者对管理计划的参与和配合程度。因为不良的行为和生活方式不是一两天形成的，而是人们经常性的、固定为习惯的一种生存方式，管理者不可能全天候地监控被管理者。因此，要强调个体对健康的责任，强调个体对自身健康实行管理的重要性。

促进健康行为改变的主要干预技术措施包括教育、激励、训练和市场营销。生活方式管理的策略是各种健康管理的基本组成成分。

（二）疾病管理

疾病管理是健康管理的重要组成部分。疾病管理的对象是已经罹患某种疾病的个体或群体。

美国国家疾病管理协会定义：疾病管理是系统性地为慢性病患者提供跟踪式干预以及管理，帮助他们改进健康情况，并降低医疗的费用，从而降低整个社会的医疗成本，提升人群的健康水平和指数的全过程。

疾病管理以循证医学为基础，通过对医患关系和保健服务计划提供支持，来预防疾病恶化，提高患者的生活质量。疾病管理同传统的单纯疾病治疗不同，它认为患者不应该是一个被动的受治者，而是疾病管理过程的主动参与者；它不是一次性治疗活动，而是疾病的连续管理。

疾病管理的内容包括：目标人群筛选、循证医学指导、协调医疗服务与其他辅助服务、患者自我管理教育，关注对疾病管理过程和结果的测量、评价和反馈。

疾病管理主要有两种形式：一种是单一疾病管理，它以患某种特定疾病的人为目标人群，如针对糖尿病患者实施的管理，通常采用系统的步骤对患者实施标准化管理；另一种是病例管理，其目标人群是身患多种疾病的患者，需要针对每个患者的特殊情况制定专门的管理计划。

实施疾病管理的一个重要目的是通过良好的临床结

果来控制成本。美国疾病管理服务的最大提供商 Matria 公司通过评估哮喘、糖尿病、充血性心力衰竭、慢性阻塞性肺部疾病、冠状动脉疾病、抑郁症和癌症等疾病实施疾病管理后所产生的效果,确认了疾病管理所产生的积极作用(表 1-1)。

表 1-1 Matria 公司疾病管理计划的结果

项目	效果
急诊人次	减少 8%～27%
住院人次	减少 18%～38%
住院天数	减少 15%～17%
总费用	减少 9%～15%
循证医学的依从性	增加 49%

(三)需求管理

需求管理是指通过向人们提供决策支持和自我管理支持来鼓励其合理利用医疗服务。它致力于通过为人们提供各种可能的信息支持、决策支持以及其他方面的支持,帮助其在正确的时间、正确的地点,寻求恰当的卫生服务,从而控制健康消费的支出和改善医疗保健服务利用,维护人们自身的健康。

需求管理主要通过两种途径实现:一种是通过对需方的管理实现,另一种是通过对供方的管理实现。需方管理重视对患者的健康教育,通过对人们的卫生保健需求实施影响和指导,帮助其做出理性的医疗消费选择,减少不合理的和非必需的医疗服务的应用。供方管理主要通过管理性保健来实现,如通过提升医生的全科技能和优化保健知识结构、医疗服务流程等手段来实施，具体方法通常采用电话或远程互联网等。

（四）灾难性病伤管理

"灾难性"病伤通常指对健康危害十分严重或会导致巨大费用的疾病，如癌症、肾衰竭等，即通常所说的大病，对它的管理是疾病管理的一个特殊形式。

20年前，美国保险公司研究了参保人群的医疗费用曲线，发现其中5%大病人口的医疗费用占全部费用的50%，而其中1%左右的最高疾病风险人群的医疗费用占全部医疗费用的20%～30%。因此，对灾难性病伤的管理开始引起关注。

由于灾难性病伤的高费用以及治疗的长期性和复杂性，决定了灾难性病伤管理的复杂性和艰巨性。目前对灾难性病伤的管理主要致力于对患者和家庭的健康教育、制订综合疾病管理计划、实现患者自我管理目标，以及通过协调多学科疾病管理行动来实现对患者在临床、经济和心理上的最优化结果，最大限度地满足患者的多重服务需要。

（五）残疾管理

残疾管理的目的是减少工作地点残疾事故的发生率，以及由此给人们带来的健康和经济损失。对雇主来说，残疾的真正代价是伤残带来的生产损失。因此，残疾管理将从雇主的角度出发，通过对不同伤残程度人口的积极管理，使残疾造成的劳动和生活能力下降的损失降到最小。残疾管理的首要内容是找出工作场所存在的潜在的可能导致伤残发生的各种隐患，并通过教育和早期干预行动来预防或最大限度减少工作场所残疾的发生,以确保工作环境的安全;对于已经发生的伤残来说,确保其在伤害发生时能够得到及时的治疗。

残疾管理的具体目标是:

1. 防止残疾恶化。

2. 注重残疾人的功能性能力恢复而不仅是患者疼痛的缓解。

3. 设定残疾人实际康复和返工的期望值。

4. 详细说明残疾人今后行动的限制事项和可行事项。

5. 评估医学和社会心理学因素对残疾人的影响。

6. 帮助残疾人和雇主进行有效的沟通。

7. 有需要时考虑残疾人的复职情况。

(六)人群健康综合管理

通过协调不同的健康管理策略来对个体提供更为全面的健康和福利管理。

一般来说,在美国雇主需要对员工进行需求管理;医疗保险机构和医疗服务机构需要开展疾病管理;大型企业需要进行残疾管理;人寿保险公司、雇主和社会福利机构会提供灾难性病伤管理。

第二节　健康管理师

2005年10月,健康管理师成为劳动与社会保障部第四批正式发布的11个新职业之一。2005年12月,劳动部同意将健康管理师纳入卫生行业特有职业范围。2006年起，卫生部开展了多期健康管理师的鉴定工作，目前已有数千名健康管理师通过培训考试获得了职业资格证书。

一、职业等级

本职业共设三个等级，分别是：三级健康管理师（国家职业资格三级）、二级健康管理师（国家职业资格二级）、一级健康管理师（国家职业资格一级）。

二、申报条件

（一）三级健康管理师

获得健康管理师三级国家职业资格证书，必须满足两个条件：

1. 符合申报条件。
2. 理论知识考试和专业能力考核合格。

（二）二级健康管理师

获得健康管理师二级以上国家职业资格证书，必须满足三个条件：

1. 符合申报条件。
2. 理论知识考试和专业能力考核合格。
3. 综合评审合格。

三、培训要求

为全日制职业教育，培训内容根据其培养目标和教学计划确定。培训期限：①三级健康管理师，不少于180

个标准学时；②二级健康管理师，不少于130个标准学时；③一级健康管理师：不少于110个标准学时。

四、资格考试

资格考试分为理论知识考试和专业能力考核。理论知识考试采用闭卷笔试方式或上机操作方式，考试时间不少于90分钟。专业能力考核采用现场实际操作方式或闭卷笔试方式，考试时间不少于60分钟。理论知识考试和专业能力考核均实行百分制，成绩皆达60分及以上者为合格。二级健康管理师和一级健康管理师还须进行综合评审，综合评审时间不少于15分钟。

五、素质要求和职业应用

一个合格的健康管理师，应同时是一个照顾者、管理者、指导者、协调者、咨询者、研究者。他至少应该具备下列基本素质：

1. 必须有丰富的专业知识和技能，包括临床医学、预防医学、营养学、运动学、心理学、中医学、药学、康复医学等多方面的知识和技能。

2. 必须具备较高的人际沟通和较强的适应能力。

3. 必须有团队协作的能力和精神。

4. 必须有以促进健康为己任的责任感。

5. 必须具备良好的身心健康。

6. 必须能保守客户秘密。

我国目前健康管理师的潜在就业市场很大，包括医疗机构、商业体检机构、健康保险公司、健康管理公司和其他健康产业公司、大型企业职业卫生和保健部门、教育和研究机构等。

六、综合医院培养健康管理师和开展健康管理的意义

随着人们健康意识的变化,患者群体、保健群体、健康促进群体、特殊健康消费群体和高端健康消费群体逐步形成,健康管理服务机构迅速发展。开展该项服务的机构目前主要集中在大型综合性医院和商业化的健康管理服务机构。其中,大型综合性医院在提供健康管理服务中发挥着基础性作用。大型综合性医院的各种检测设备及各科室设立齐全,医疗技术力量先进,拥有众多专家,并且保存着大量患者的病案,使其本身就具备同健康管理结合的充分条件。而通过开展健康管理,更能进一步推动综合性医院的发展,其具体表现在:

1. 开展健康管理有利于拓展医院的服务功能 随着人民生活水平和健康状况的不断改善、医学模式的转变,医院的功能已经不再局限于传统意义上的诊断与治疗疾病。医院的服务对象不仅是患者,还要涵盖到占人群 90%～95% 的亚健康和健康人群。满足健康及亚健康人群的健康需求,可使医院形成一个新的经营领域,不仅可以开发医疗服务市场的潜在需求,拓展医院功能,同时也可提高医院的社会效益和经济效益。

2. 开展健康管理可有效控制医疗费用的增长 随着社会发展趋于工业化、城镇化、人口老龄化,以及生活

方式的变化，慢性病逐步成为我国人民生命和健康的最大威胁，成为我国主要公共卫生问题。慢性病的诊断与治疗占用了医院大量的人力、物力资源。医院开展健康管理，一方面可以有效地预防和控制慢性病的发生，另一方面可以节约医疗费用的支出。

3. 开展健康管理可提高医院的品牌效应　医院开展健康管理，强调从"以患者为中心"向"以人为中心"的创新服务理念的转变，对服务对象给予了更多的人文关怀。通过健康管理的个性化服务，医院会及时发现医疗服务中的问题和群众需求的变化，有助于医护人员增强服务理念、改善服务内容，从而更有利于增加人民群众对医院的理解和满意程度，提高医院的品牌声誉，扩大医院的影响力。

4. 培养健康管理师可促进护士的职业生涯再发展　进入21世纪后，护士职业生涯管理已成为医院最大的人力资源管理挑战。国际护士协会呼吁护理管理者应为护士提供多重职业生涯晋升路线以使其突破职业生涯发展的瓶颈。目前，在各大型综合医院，护士的业务素质与专业水平随着年龄的增加而不断提高，但她们的晋升发展空间却有限，难以对自己的职业发展有明确的目标及策略。将符合条件的高年资护士培养成健康管理师，既保证了医院开展健康管理的人力资源，又解决了护士的职业发展瓶颈问题，可以充分调动护士工作的积极性，发挥她们的最大潜能，促进医院健康管理事业与护士职业的共同发展。

5. 开展健康管理有利于对患者进行综合性、连续

性的医疗卫生服务 大型综合医院具有雄厚的专家队伍、完善的检测系统和先进的医疗诊治体系作为强大后盾,并可以充分调动临床医学、中医保健、营养保健、心理保健、康复医学以及安全用药等多学科的力量与智慧。因此,通过专业健康管理师对患者提供健康体检、风险评估、疾病"预警"、制定健康计划、监督随访等完整的健康管理服务,尤其是院中健康指导和院后随访服务,可以充分利用以上的优质医疗资源为患者提供综合性、连续性的医疗卫生服务,有利于患者的治疗和康复。

第三节 健康及行为改变相关理论

一、健康的定义

健康是一种资源。世界卫生组织 1948 年将健康定义为"健康是一种躯体、精神与社会和谐融合的完美状态,而不仅仅是没有疾病或身体虚弱",健康包括躯体健康、心理健康、社会适应能力良好三个层面。

健康受生物学、环境、卫生服务、行为与生活方式等多种因素的影响。其中行为和生活方式因素的影响最大,占所有健康影响因素的 60%。因此,健康管理是否有效,主要依赖于被管理者行为改变的程度。

二、健康相关行为

健康相关行为(health related behavior)指人类个体

和群体与健康和疾病有关的行为。按其对行为者自身和他人的影响,可分为健康行为(health behavior)和危险行为(risk behavior)。健康行为是客观上有益于健康的,而危险行为是客观上不利于健康的。

(一)健康行为

健康行为可分为五类:

1. 基本健康行为　指一系列日常生活中基本的健康行为,如积极的休息与睡眠、合理营养与平衡膳食等。

2. 预警行为　预防事故发生以及事故发生后如何处置的行为,如驾车系安全带,火灾发生后自救等。

3. 保健行为　指合理、正确使用医疗保健服务以维护自身健康的行为,如预防接种、定期体检等;

4. 避开环境危害行为　环境危害既指环境污染,也指生活紧张事件。

5. 戒除不良嗜好行为　不良嗜好主要指吸烟、酗酒和吸毒。

20世纪60年代末,美国加州大学对7000名成年人进行了为期5年半的追踪研究,发现几种简单而基本的行为对健康状况有明显的促进作用:①三餐正常,不吃零食;②每天吃早餐;③每周2～3次适量运动;④每天睡眠7～8小时;⑤不吸烟;⑥保持正常体重;⑦不饮酒或少饮酒。

(二)危险行为

危险行为主要有致病性行为和不良生活方式两种。不良生活方式是社会和文化背景的一种复合表达,是一组持久的习以为常的对健康有害的行为模式,其对机体的作用可表现为以下几个特点：

1．潜伏期长。

2．特异性差。

3．联合（协同）作用强。

4．易变性大。

5．广泛存在。

（三）世界卫生组织对行为与生活方式的分类

世界卫生组织将行为与生活方式归结为良好的和不良的两类，每类有 8 个方面（表 1-2）。

表 1-2　基本的行为与生活方式

良好的行为与生活方式	不良的行为与生活方式
心胸豁达，情绪乐观	吸　烟
劳逸结合，坚持锻炼	酗　酒
生活规律，善用闲暇	服药不适当
营养适当，防止肥胖	体力活动少
戒除烟草，饮酒适量	饮食高热量、多盐
家庭和谐，适应环境	轻信巫医
与人为善，自尊自重	社会适应不良
爱好清洁，注意安全	生活节律破坏

1992 年，在国际心脏病会议上通过的《维多利亚宣言》中也明确了健康的 4 大基石（4 项行为）为：戒烟限酒、合理营养、适量运动、心理平衡。

三、健康相关行为改变的理论

健康相关行为改变是一个复杂的过程，目前各国学者提出的比较成熟的理论有"知、信、行"模式和健康信念模式。

（一）知、信、行模式（KAP 模式）

该理论认为："知"即知识和学习是基础；"信"即信念与态度是动力；"行"即行为改变是目标。它们之间的关系可以用 KAP 模式来表示：

K ⟶ A/B ⟶ P

knowledge　　attitude/belief　　practice

知　　　　　信　　　　　行

例如，吸烟作为个体的一种危害健康的行为已存在多年，并形成了一定的行为定式。要改变吸烟行为，使吸烟者戒烟，首先需要使吸烟者了解吸烟对健康的危害、戒烟的益处以及如何戒烟的知识，这是使吸烟者戒烟的基础。具备了知识，吸烟者才会进一步形成吸烟有害健康的信念，对戒烟持积极态度，并相信自己有能力戒烟，这标志着吸烟者已有动力去采取行动。在知识学习、信念形成和态度转变的情况下，吸烟者才有可能最终放弃吸烟。

（二）健康信念模式（health belief model，HBM）

健康信念模式基于信念可以改变行为的逻辑推理，是目前用以解释和干预健康相关行为的重要理论模式。该模式综合需要动机理论、认知理论和价值期望理论。指人们通过自身的实践或他人的实践经验，或是接受他人的劝告，而激发内在的动机，使他们相信自己有能力改变不健康的行为并获得预期的结果，即实现了"自我效能"。

在健康信念模式中,健康信念的形成主要涉及以下几个方面(图1-4):

1. 知觉到危害性 知觉某种疾病或危险因素的生理、心理及社会后果。

2. 知觉到易感性 知觉自己有可能成为该疾病或危险因素的受害者。

3. 知觉到效益(行为效果期望) 确信采纳某种预防保护行为对避免该效果的有效性。

4. 知觉到障碍 对实现预防保护行为可能遇到的种种障碍有思想准备,且认为有克服的办法。

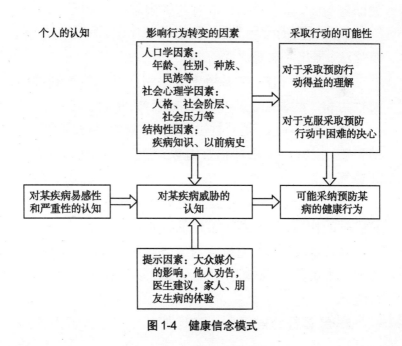

图1-4 健康信念模式

5. 知觉到自我效能　具有自信心,感到自己有能力实施该预防保护行为。

如果健康管理师能够针对性的在上述几个方面帮助被管理者,就有可能促使其实现改变不良行为的目的。

四、健康相关行为的干预和矫正

为达到行为转变的目的,必须对不良行为生活方式进行干预,一般方法有:

1. 个体行为的矫正　个体行为矫正指的是按照一定的期望,在一定条件下采取特定的措施,促使矫正对象改变自身特定行为的行为转变过程。行为矫正更注重人们在行为改变过程中的自觉投入。矫正对象是行为改变的参与者,而不是消极的行为受限者。

行为矫正的常用方法,包括厌恶疗法、激励疗法、示范疗法、强化疗法等。

(1)厌恶疗法:主要用于戒除和限制一些不利健康的行为和一些偏态、变态行为,如吸毒、吸烟、酗酒等。

(2)激励疗法:是一种以奖励、鼓舞为手段矫治行为的措施,用物质或精神犒赏对象,促使其以积极的情绪和勇气去克服异常行为。

(3)示范疗法:以同类人克服不良行为为榜样,既起到鼓励的作用,又起到示范性的指导作用。

(4)强化疗法:当矫正对象表现出有益于健康的行为时,对矫正对象施以正面强化,以断定和巩固健康行为。

2. 群体行为的干预　在促使某一特定人群形成健

康行为、转变危险行为的过程中,运用群体综合干预的手段最为有效。其具体的干预机制包括:①开发领导;②动员群众参与;③培养骨干;④利用舆论与规范的力量;⑤应用竞争机制;⑥评价与激励。

(吕少丽)

第二章

脑卒中的健康教育

在行为和生活方式干预的各种措施中，健康教育和健康促进是最重要的干预手段。

第一节 健康教育的概念

一、健康教育的定义

健康教育是指通过有计划、有组织、有系统的社区活动和教育活动，促使人们自觉采纳有利于健康的行为和生活方式，消除或减轻影响健康的危险因素、预防疾病、促进健康和提高生活质量的过程。2001年健康教育和科学促进联合委员会（The Joint Committee on Health Education and Promotion Terminology）定义了健康教育的概念：以健全的科学理论为基础，将值得学习的经验组合起来，提供给公众，以利于其建立健康的生活。世界卫生组织（World Health Organization，WHO）定义健康教育为：通过积极的、有意识的创造学习的机会，包括各种形式的信息传播，提高人群健康素养，增加健康知识、改良生活方式，以有助于改善个人和社会大众的整体健康水平。由此可见，健康教育就是教育大众人群健康知识，其中包括：环境健康、身体健康、社会健康、情绪健康、智力健康和精神健康。可以认为这是制定人群生活行为规范的一种教育，最终使之成为大众和个人的日常行为，维护和提升了全民族的健康水平。

健康教育与传统的卫生宣教不同。卫生宣教是健康教育的重要措施，其主要是指卫生知识的单向的信息传播，宣传对象比较泛化，效果侧重知识的传播，但相对忽视信息反馈和效果评价。而健康教育的实质是一种干预，着眼于促进个人或群体改变不良的行为和生活方式。它通过多种活动从多侧面影响个体或群体，包括提供人们行为改变所必需的卫生保健知识和技能、相应的卫生保健服务、营造有利于健康的社会氛围等，以达到有利于健康行为的目的。

二、健康促进与健康素养

1986 年世界卫生组织在渥太华健康促进大会首先提出健康促进的概念，通过的《渥太华健康促进宪章》，明确指出：健康促进应该理解为公共健康行为，它直接改善那些可以改变的、影响健康的决定因素，其中包括对个人行为的影响，以及对生存和工作环境的影响。这些间接影响健康的行为，是健康的独立影响因素。因此，临床上只是采用单一的针对疾病危险因素的处理（包含药物，手术或其他）是难以获得满意效果的，应该考虑社会、环境、精神、情感的综合影响。

WHO 将健康促进定义为：健康促进是促进人们维护和提高他们自身健康的过程，是协调人类与环境之间的战略，规定个人与社会对健康各自所负的责任。

美国健康教育学家格林的定义：健康促进是指一切能促进行为和生活条件向有益于健康改变的教育与环境支持的综合体。其中环境包括社会、政治、经济和自然环境，而支持指政策、立法、财政、组织、社会开发等各个系统。

从上述概念不难看出，健康教育和健康促进有着不可分割的内在联系。健康教育是健康促进不可缺少的中心要素，没有健康教育，健康促进将无法开展；健康促进是健康教育在内容上的深化、范围上的扩展和功能上的扩充。两者的区别在于，健康教育通过使人们自身认知、态度改变而自觉采取有益于健康的行为和生活方式，旨在调动人们的主观能动性；而健康促进则将健康教育、行政措施、环境支持融为一体，既注重人的主观能动作用，又注重调动社会的力量。

健康素养是健康促进方面一个新的概念，这是一个描述健康教育和社区干预效果的复合概念。健康教育能够直接指导改善健康认知，也是新世纪健康教育和社区干预策略的新挑战。1999 年，健康素养专家特别会议（Ad Hoc Committee on Health Literacy）提出"健康素养"一词，用于描述健康认知水平和治疗方案依从能力的联系。1995 年 Parker 等提出健康素养是对用药、生活方式指导等的理解能力。但是对于健康素养在各个方面的认知和在日常生活中的使用还有争议。但可以确定的是健康教育不是简单的读写能力,而是对健康知识的认知和应用能力。2004 年,美国医学研究所(US Institute of Medicine)对健康素养给予了指导性的定义:个人在需要做出适当的健康决定时,接受、处理和理解基本健康信息和服务的能力。

三、健康教育者

从 19 世纪晚期到 20 世纪中期,公共健康的主要目标是控制传染性疾病的危害,最终在 1950 年基本实现该目标。在 20 世纪 70 年代中期,医疗的目标是减少疾病的发生、发展和死亡,不断增加的健康护理费用可以用来达到健康促进和健康预防的目标。健康教育者是维护现代人群健康途径的核心。健康教育者是具有健康教育专业知识的人,受过专门的教育,能够使用适当的教育策略和方法来促进政策、程序、干预措施、系统措施为个体、大众和社区服务。在欧美,健康教育已成为一项事业,可以系统地培养健康教育的人才。在 1979 年 1 月,Role Delineation 项目开始将明确医学教育的基本角色和责任提上日程,在 1985 年完成了以开发能力为目的的初级卫生教育课程的框架。美国国家健康教育认证委员会(National Commission for Health Education Credentialing, NCHEC),在 1996 年建立以培养专业能力为目的的认证健康教育专家课程框架和教学系统。

四、健康教育目标人群

健康教育必须有明确的目标人群。由于我国还处于社会主义初级阶段,社会、政府虽然致力于改善人民健康,发展健康教育事业,但是能够用于健康教育的经费有限,所以健康教育者应该考虑合理使用经费,优先解决重要的、急迫的和可以解决的健康问题,选择高效率的健康教育方法,以获得最好的收益。

其中,最重要的是选择目标人群。只有针对不同的人群有的放矢地进行健康教育,才能做到最佳的投入和产出比。目标人群一般分为三级:

1. 一级目标人群　指预期接受教育后将直接采纳所建议的健康行为的人群。预防脑卒中的一级目标人群是高血压、糖尿病、血脂代谢异常的患者以及生活行为不规范的群体。

2. 二级目标人群　指与一级目标人群关系密切,并对一级目标人群的信念、态度和行为有一定影响的人群。具体到预防脑卒中的健康教育二级目标人群是指预防脑卒中的一级目标人群的家属、病友和医护人员等。

3. 三级目标人群　指对计划的执行与成功有重大影响作用的人群。如领导层、行政决策者、经济支持者和权威人士、专家等。

如此区分,有助于更好地确定健康教育内容和干预对策,便于有针对性、分层次教育。

在我国目前的社会和健康事业的发展阶段,脑卒中高危人群和既往发生过脑血管事件,尤其有过短暂性脑缺血发作(TIA)的患者是最有实际意义的受教育人群。

五、健康教育目标

健康教育的目标有以下几个层面：

（一）个人

1. 通过基本的健康教育促进大众对健康知识的理解，以促进大众对预防措施的依从性。同时加强居民对脑卒中症状的认识，减少因为未能及时就诊而增加的致残率、死亡率。

2. 在药物预防的基础上，使大众接受健康生活方式，如控制饮食、戒烟和适量运动。

3. 通过更高层次的健康教育使大众逐步形成个人健康素养，以形成对健康知识的理解，能够自觉建立和维持良好的生活行为习惯，积极进行运动。

（二）社会

1. 在医疗系统建立健康教育的理念，可以通过在医学高校的医生培养体系中增加健康教育观念、在社会建立健康教育机制并明确健康责任等。

2. 树立健康教育属于社会整体的观点，认识到社会和环境因素也是健康的决定因素。如戒烟，单独进行个人的劝导戒烟效果不好，但是通过全社会的共同努力，采取提高烟草价格、公共场合禁烟、学校引导学生不吸烟、在社会中提倡反对二手烟，戒烟效果将会更好，因此带来的健康效益则更大。

六、临床健康教育

临床健康教育是以医疗机构为基础，以患者为中心,针对到医院接受医疗卫生服务的患者及其家庭的健康相关行为所进行的有组织、有计划、有目的的教育活动。其中健康咨询是临床场所帮助个体及家庭改变不良行为最常用的一种健康教育方式。

1. 临床健康咨询的基本模式——5A 模式 5A 模式不是一个理论,而是由医务人员在临床场所为患者提供健康咨询的五个基本步骤,即:①评估:以病情、知识、技能、自信心为主;②劝告:提供有关健康危害的相关信息,行为改变的益处等;③达成共识:根据患者的兴趣、能力共同设定一个改善健康、行为的目标;④协助:为患者找出行动可能遇到的障碍,帮助其确定正确的策略、解决问题的技巧及获得社会支持;⑤安排随访:明确随访的时间、方式与行动计划,最终通过患者自己的行动计划,达到既定的目标。

2. 临床健康教育的基本原则 ①建立友好关系;②鉴定需求;③移情;④调动参与;⑤保守秘密;⑥尽量提供信息和资源。

3. 临床健康教育的形式

(1)门诊教育:包括候诊教育、门诊咨询教育、门诊健康教育大课堂等。

(2)住院教育:包括入院教育、病房教育、出院教育等。

(3)随访教育:出院后随访。

七、健康教育提高医疗质量的循证医学证据

20 世纪 60 年代开始,欧美国家开始关注健康教育

的意义,进行了一系列具有循证医学价值和临床借鉴意义的研究。在欧洲,芬兰在北卡地区进行了心、脑血管病防治示范研究(the North Karelia Project),通过改变饮食习惯如少食用黄油、进行生活环境干预如劝导戒烟,来降低心、脑血管事件危险因素。最终,居民吸烟率降低了 20%,平均血清胆固醇降低了 1.4mmol/L,平均血压由 147/94mmHg 降低到 143/84mmHg。1977—1985 年,社区居民脑卒中发生率降低到 1.04%,比较 1972 年社区居民脑卒中发生率有大幅降低,1989年中年男性心、脑血管病死亡率比 1972 年降低了50%。

20 世纪 70 年代末,美国加利福尼亚州进行了 3 个社区健康教育的平行对照研究,在 2 个社区中通过媒体宣传进行健康教育,其中 1 个社区还对心血管事件高危人群进行面对面劝导,第三个社区作为对照组。在实验开始时和开始后 2 年,评估社区人群对健康饮食和戒烟的认识及对吸烟及不良饮食习惯的纠正,同时检查血压、体重和血脂危险因素。对照组冠状动脉粥样硬化性心脏病(简称冠心病)的发生率有所增加,而干预组持续降低,提示规范的健康教育能够减少社区人群冠心病的发生率。

同时,在美国进行了多危险因素干预试验研究(multipleriskfactorinterventiontrial,MRFIT),对 20 个社区的 12 866 名 35~57 岁有高危因素的男性进行一项随机对照研究,干预组采取降血压(主要指舒张压)、降血脂、戒烟和低脂饮食,对照组继续接受常规的社区健康服务。10.5 年后的随访结果显示，干预组脑卒中死亡率降低 8.3%，冠心病死亡率降低 10.6%。尤其是在高血压患者中，采取干预措施后 6～8 年，发现其有明显的获益。最终的结论认为，多种因素的干预措施对于高血压患者的长期预后是有意义的。

在进行了数个大型的健康教育社区干预研究并获得良好效果后，健康教育者开始思考如何更为有效地提高健康教育的作用和依从性。美国进行的斯坦福五城市研究似乎给了我们启示。

斯坦福五城市社区干预研究遵循的首要原理是"选择真实生存环境中能够使用的和能够减少疾病危险的方法"并且"比临床研究更具有概括性，可以提高检查、治疗和预防策略实施的有效性"。在研究中，除了与过去进行的研究类似的干预之外，研究者创新性地提出了人类自我对健康运动的认知和自我效能的问题，提出了通过健康教育加强居民对运动的理解并形成自我效能，促进大众加强运动。这也逐渐为我们揭开了 21 世纪健康教育新的发展方向：培养大众的健康素养。

2000 年，美国辛辛那提地区进行的一项研究发现，经过健康教育后大众对脑卒中危险因素和发生症状的了解得到显著提高。脑卒中紧急治疗的最大障碍是患者和旁观者不能辨别脑卒中的症状并抓紧时间使其接受急诊治疗。1995 年的调查发现，脑卒中的患者和大众对脑卒中的警告症状的理解很少，只有 39%～61% 的人能够说出其中的一种症状。对于脑卒中危险因素，只有 57%～

76% 的人能够说出 1 个危险因素。2000 年的调查发现，与 1995 年相比，居民对于脑卒中发生症状的了解得到明显改善。

对于脑卒中患者进行的二级预防往往面临一个尴尬——二级预防措施往往持续时间不长。成功的、可持续性的二级预防策略的实施依赖于患者的依从性、医疗系统（如医疗政策、保险体系）和实施体系（给予处方药、信息交流和教育）的支持。2003 年开始的伴随"跟着指南走 - 脑卒中"（get with the guidelines-stroke，GWTG）进行的缺血性脑卒中二级预防依从性注册研究（adherence valuation after ischemic stroke longitudinal registry，AVAIL）探讨了脑卒中患者出院后二级预防的依从性的问题。

AVAIL 注册研究入选 2888 例确定患有缺血性脑血管病包含短暂性脑缺血的人群。主要检测持续性日常生活习惯，包括抗血小板治疗药物、华法林、降压药物、降脂药物及糖尿病药物在出院后 3 个月内的应用状况，及不能持续依从的原因。结果发现：药物依从性与多因素相关，包括患者、医疗单位、护理者作用。通过对 AVAIL 研究的分析，我们可以使用这些观察研究的结果来发展和评估二级预防策略，来减少再发的风险。

而在 2001—2003 年进行的协同治疗预防血栓复发事件再发研究（preventing recurrence of thromboembolic events through coordinated treatment，PROTECT），则关注了患者在院期间改进医护人员的工作行为和服务内容来改善药物和行为规范依从性的研究。医护人员在动脉粥样硬化引起的缺血性卒中或 TIA 患者出院后书写患者资料、初级护理信息交接、在 2 周和 4 周时分别进行电话联系。然后记录了 3 个月的临床预后信息，包括血管事件（TIA、心肌梗死、卒中）的发生率，结果健康教育干预组血管事件再发率是 8.4%；对照组是 22.0%，经过校正后发现出院后 3 个月干预组对比对照组有良好的预后，应该与健康教育干预相关。

近年来健康教育逐步细化，在南伦敦城市中心研究（The South London inner-city study）中提出，越严重的患者对药物医疗依从性越差。AVAIL 研究提出残疾与 54% 依从性相关，并且独立于护理人员的影响。这些被认为应该保守治疗的重症患者，由于不可能依从药物治疗的方法，所以药物治疗可以取消。对于残疾患者的关注应该被提上日程，虽然这些患者建立复杂的良好生活方式是困难的，但是却是十分重要的，我们不能简单地将用于普通人群的方式强加给这些人群，而是需要强化护理的效应。对于残疾患者的护理是很重要的，因为这些患者往往是再发脑梗的高危人群。

八、健康教育存在的问题

（一）医生对健康教育不够重视

在我国，大多数神经科医生认为，疾病的诊断和治疗是自己工作的职责，而实施预防脑卒中发生的措施不是他们的职责，不包括在他们的工作流程中。导致脑卒中预防干预的健康教育在神经科医生的工作中始终处于一种附属的地位。

缺血性脑卒中后预防缺血性脑梗死和 TIA 的预防措施难以持续的一个重要原因是患者不能直观感觉到获益,对脑卒中预防措施的作用不了解或感到无用、对措施的不良反应害怕,最终在出院数月后会终止二级预防。这种趋势是不幸的,并且增加了脑卒中或是 TIA 的发生率。

脑卒中后危险因素控制研究发现:患者与医生缺乏足够交流、患者没有参与治疗方案的制定、经济原因、药物的不良反应、治疗方案复杂、患者对危险性的认识不足、患者不能看到明显的疗效都会降低治疗的依从性。神经科医生在 TIA 或是脑卒中患者出院后的管理中起到显著的作用并且是直接为脑卒中患者设计和优化出院后的治疗方案,所以医生对患者的健康教育可以提高患者的治疗依从性。

2006 年美国一项研究提出,神经病科医生对脑卒中后患者行为方式产生影响,通过改善危险因素,减少血管事件发生的风险。该研究随机抽取了美国神经病学会的 475 名医生进行了调查,其中 14% 的医生是脑血管病专科医生,调查门诊医生是否频繁检查患者的药物依从性和建议改良生活方式。结果发现,神经科医生更容易筛选和关注糖尿病、高血压、血脂异常。神经科医生筛查高血压的比例是 86%,做出处理的比例是 71%;筛查血脂异常的比例是 68%,处理比例是 45%;筛查糖尿病的比例 62%,处理比例是 82%;筛查睡眠呼吸暂停是 79%; 劝导戒烟的比例是 77%。脑血管医生更容易筛选高血压(97%)、血脂异常(94%)、糖尿病(89%)和睡眠呼吸暂停(94%)的患者, 而做出处理的比例分别是高血压 45%, 糖尿病 21%, 血脂异常 50% 和吸烟 59%。故脑卒中患者在入院治疗后, 大多数神经科医生能够筛选和治疗主要血管危险因素, 但是对患者高危因素的控制和健康教育及治疗依从性的关注尚有不足。

(二)缺乏患者健康教育的机制

医院迄今为止, 仍然将医疗作为主要任务, 并没有认为对患者进行健康教育是一种义务, 尚缺乏健康教育的职责、理念、流程以及方法。

而与此形成强烈对比的是, 许多脑卒中高风险的患者并未意识到自己的风险, 缺乏防范知识, 导致脑卒中发病或复发。大众急切地需要医院来承担健康的责任, 及时发现和减低大众脑卒中的风险, 提倡健康教育来形成良好的行为和生活方式, 理解二级预防的知识。这些现状均提示我们, 建立起健康教育的机制, 确定健康教育的责任, 是当前国家卫生事业急需解决的问题。

健康教育作为一项促进健康的事业, 可以有效地提高大众健康水平。在我国, 无论是医院、政府和医学院校对健康教育的认识还远远不足, 未能形成健康教育与医疗同等地位的意识。健康教育的第三类目标人群包括很多对社会健康观念产生影响的人群, 其中, 最重要的是健康工作者群体, 包括卫生主管部门、医学高校的专家、医院医生等。在健康教育者中首先应该建立健康教育整体的理念，才能对人民的健康教育形成有效的合力。在高校对医学生的培养体系里，应该将健康教育作为未来医学发展的一个方向来对待，强化健康教育观念，以培养未来医生健康教育的理念。主要方式是仿照欧美国家先进经验，将健康作为一种专业来进行教学。

第二节　健康教育的形式

一、针对公众的健康教育形式

美国五城市研究确认，社区健康教育途径可以通过不同项目和手段（如电视、收音机、报纸、发传单、其他各种创新性的措施、直接的面对面的授课教育）来教育公众。观察这种教育是否能够普及整个城市的所有人群，在 6 年教育项目的第 5 年，在抽样调查中，59%的受试者可以通过电视公共服务信息了解相关内容，21% 可以通过电视节目获得信息，37% 通过周报的专栏，40%～60% 的信息来自于各种印刷的材料。研究发现，社区教育项目能更好地使受教育水平较低者和低经济收入者获益。这些数据显示，社区教育比仅仅依赖医疗保障体系能够使更多的人获益。2000 年美国辛辛那提地区的研究发现，公众获取脑卒中知识的来源依次是：电视（32%）、杂志（24%）、报纸（22%）、医生（20%）、家庭成员中的脑卒中患者（19%）、医学书

（9%）、朋友为脑卒中患者（7%）、"口头相传"（5%）。在研究中发现，与 5 年前比较，大众媒体获得信息的来源中电视的作用增大了。由美国脑卒中学术带头人组成的 Synergium 论坛提出的结论性文件《卒中：优先的世界议程》中指出，网络科技和通信是 21 世纪健康教育应该发展的新工具。

一定方式和内容的社区健康教育途径和形式，只能使社区的部分人群全身心的参与。电视、报纸专栏、小报告邮寄、授课教育等，可以使不同的人群获益。所以，多种渠道和形式，综合的健康教育项目，能够提高健康教育工作的有效性。

二、针对医护人员的健康教育形式

通过规范的医师培训和建立脑卒中专病门诊能够有效地缩小指南与实践之间的距离。上海市仁济医院最近进行了一项对 305 例缺血性脑卒中患者的研究显示，经过规范的医师培训，患者出院时抗栓药物的使用率从 79.3% 提高到 93.1%，他汀类药物的使用率从 19.5% 提高到 59.2%。

国外的经验表明，印刷指南或传统的继续医学教育对普及预防知识通常无效，最多只是影响了少数医生的临床实践。要达到普及必须通过多途径的方式，包括专家的倡导、科学的叙述、计算机提醒、大众媒体宣传、人群调查反馈和医生知识的评估。缩小鸿沟需要专家和资源，要充分认识改变医生和患者习惯的难度。专家组负责改进脑卒中预防实践指南并尽可能广泛采用已建立的指南标准。预防的实践者需要在改善诊断和实施措施的原则下结合当地的需求发展专家建议。最后，卫生经济机构需要认识到遵循和维持最佳预防措施研究的重要性，而不是仅仅支持脑卒中基础研究和新的脑卒中干预方法的随机对照临床研究。

第三节　健康教育的步骤

健康教育和健康促进的内容虽各有不同，模式也多种多样，但其计划设计的基本步骤是一致的，一般分为五个步骤。

一、健康教育诊断

指通过系统的调查和测量，收集各种有关事实资料，并对这些资料进行分析和整理，确定或推测与此健康问题有关的行为和行为影响因素，以及资源可得情况的过程。

健康教育诊断的内容包括：社会诊断、流行病学诊断、行为诊断、教育诊断、环境诊断、管理和政策诊断等。健康教育诊断是确定健康教育目标、策略和方法的依据，是健康教育活动成功与否的第一个关键。

二、明确优先项目

通过健康教育诊断，往往发现社会的健康需求是多方面、多层次的，必须选择优先项目以求用最少的投入获得最佳的效益。优先项目要能真实地反映群众最关心的、关键性的、预期干预效果最好的、所用的人力和资金相对较少的健康问题。

确定优先项目的原则有：重要性原则、可变性原则、可行性原则等。

三、确定计划目标

目标是计划执行和效果评价的依据。一旦确定了优先项目，就需要确定该项目的总体目标和具体目标。总体目标指执行某项计划后预期达到的最终结果，具有宏观性、远期性的特点。具体目标是总体目标的具体体现，用量化的指标来描述，必须能够回答 4 个"W"和 2 个"H"：

Who——对象是谁？

What——实现什么变化？

When——在多长期限内实现这种变化？

Where——在什么范围内实现这种变化？

How much——变化程度多大？

How to measure——如何测量这种变化？

四、实施健康教育计划

一个完整的健康教育计划的内容应包括：

1. 确定干预的目标人群。

2. 确定干预策略，如教育策略、社会策略、环境策略及资源策略等。

3. 确定干预场所。

4. 确定干预活动日程。

5. 确定干预活动的组织网络和工作人员队伍。

五、健康教育的监测与评价

健康教育的质量控制和效果评价是保证项目顺利进行的重要措施，它贯穿于计划的始终，是一切健康教育项目不可缺少的有机组成部分。

为保证评价结果的科学性和说服力，通常采用对照实验或准实验评价设计类型和随机选择研究对象的方法。评价的常用指标包括：卫生知识知晓率、信念（态度）形成率、行为流行率（如吸烟率、母乳喂养率）、行为改变率（如戒烟率）、效果和效益等。

第四节　脑卒中健康教育的意义和内容

如前所述，脑卒中作为一种慢性生活方式疾病，不良生活习惯的改变对脑卒中患者有非常重要的意义，而健康教育作为一项投入少、产出高、效益大的保健措施，是促使脑卒中患者和高危人群改变不良生活方式、提高自我保健意识的重要渠道。

一、改变生活方式

改变生活方式对控制脑卒中至关重要（表 2-1）。研究估计，采取健康的生活方式可防止 80% 的冠心病、90% 的 2 型（即非胰岛素依赖型）糖尿病、55% 的高血压和 1/3 的肿瘤。轻度高血压、高血脂、糖尿病和糖耐量减低均可通过改变生活方式得到控制。

表 2-1　不健康的生活习惯和行为与常见慢性病的关系

疾病名称	与发病相关的不健康习惯和行为	解析
高血压	饮食中食盐含量过高；摄入热量过多，体育锻炼不足，消耗少；过多饮酒	超重肥胖、高盐饮食、中度以上饮酒、高血脂是发病的重要危险因素
2型糖尿病	体育锻炼少；热量摄入过多，身体超重	中年后肌纤维随年龄增长逐渐减少，肌细胞膜上的胰岛素受体随之减少，致使胰岛素作用发挥不好
冠心病	摄入消耗不平衡，摄入热量过多、消耗少，身体超重	血脂过高，胆固醇沉积动脉管壁，形成粥样硬化

　　脑卒中患者如不改变原有生活方式，不采取健康生活方式，则原有疾病很难取得较好的治疗效果。医务人员应尽自己的最大努力向群众进行医疗卫生知识的宣传，帮助脑卒中患者及高危人员及早改变不良生活习惯。

二、主要目的

　　脑卒中健康教育的主要目的是：①让人们了解脑血管病的严重危害，引起足够的重视，主动采取积极的预防措施；②宣传脑血管病发病的主要危险因素和诱发因素并知道如何预防；③让人们了解脑卒中的主要症状，以及应该如何应对。

三、主要内容

　　脑卒中健康教育的主要内容包括以下四个方面：

1．指导脑卒中患者和高危人群了解自己的血压
有高血压病史的人应该经常测量血压，以便了解自己的
血压变化、服药效果，以及是否需要调整药物或剂量等。
无高血压病史的中年人和小于 35 岁但有高血压家族史
者，也应该每半年至 1 年测量血压 1 次。一旦确诊为高
血压后，应立即开始非药物生活调理或药物治疗，并要
持之以恒。

2．指导脑卒中患者和高危人群定期体检 40 岁以
上的人定期体检是非常必要的保健措施。一般每年检查
1 次为宜。可了解自己的心脏功能有无异常，特别是有
无房颤或缺血性改变。同时也应检测血糖（包括餐后血
糖或糖耐量检测）和血脂水平，发现异常后应立即积极
治疗。

3．指导脑卒中患者和高危人群改变不健康的生活
方式 不健康的生活方式包括：体力活动过少、休息时
间不规律、膳食营养成分摄入不合理、吸烟和大量饮酒
等。要教育人们注意采用健康的生活方式，多参加一些
体育锻炼活动，注意劳逸结合。多吃一些含纤维素较高
的食物，如蔬菜、水果、谷、薯、豆类等，少吃盐和高脂饮
食。下决心彻底戒烟，否则不但害己，而且影响他人的
健康。饮酒要适度，不能过量。

4．指导脑卒中患者和高危人群了解以下脑卒中预
警症状 如果在急性缺血性脑卒中要获得良好的预后，
首先应识别脑卒中的发生。数据显示公众对卒中预警征
象的相关知识仍然十分匮乏。

2004 年，美国北卡罗来纳大学医学院为帮助公众快

速识别脑卒中并实施院前急救,设计并提出了"FAST"宣传活动,直至今日仍然在全世界流行。

"FAST口诀"作为判断脑卒中的预警信号,用通俗的中文来表达即"面瘫/口角歪斜(Face),肢体无力(Arm),言语不清(Speech),迅速求助(Time)"。

在2008年之前,脑卒中5个"突然"的预警征象在公众教育活动中被广泛应用。88%的脑卒中与TIA患者会表现出面部及肢体无力,以及言语困难等一个或多个症状。一项研究表明,首次接受脑卒中教育的对象,100%仍可在3个月后记住面瘫和言语不清是脑卒中的预警征象,98%的受教育对象能够回忆起肢体无力或麻木。但不管上述结果如何,有效的公众教育仍需要不停地重复才能产生持续的影响。

(1)突然的颜面部、肢体的麻木或无力,尤其是在身体的一侧。

(2)突然不能说出物体的名称,说话或理解困难;或视物成双。

(3)突然单眼或双眼视物不清。

(4)突然行走不稳,头晕,伴有恶心、呕吐,肢体失去平衡或不协调。

(5)突然不明原因的出现没有经历过的严重头痛,可有恶心、呕吐。

以上症状的持续时间可能短到几秒钟。但不论时间长短,只要发生以上症状,就应及时就医,甚至通过120进行紧急救治。

四、脑卒中一级预防的健康教育

1. 血管危险因素的管理

(1)应该定期测量血压:建议高血压者应该积极改进生活方式,控制危险因素,进行个体化药物治疗(Ⅰ类证据,A级建议),建议目标值是120/80mmHg。

(2)定期测量血糖:推荐改进生活方式,并进行个体化治疗,如同时存在其他高危因素时应该强化治疗。

(3)定期测量血胆固醇:高者予以改变生活方式或他汀类药物治疗。

(4)戒烟、避免大量饮酒;建议低盐、低饱和脂肪酸饮食,多进食水果、蔬菜及富含纤维素食物;BMI指数高者应减肥;不推荐抗氧化维生素补充;不建议激素替代疗法。

2. 抗栓治疗

(1)建议>45岁的没有脑出血风险且胃肠耐受性好的女性患者,服用低剂量阿司匹林;但是其作用有限(Ⅰ类证据,A级建议),且在男性不能降低脑梗风险。不建议使用阿司匹林以外的抗血小板药物。

(2)瓣膜性心房颤动中高危($CHA_2DS_2\text{-}VAS_C$ 评分 ≥2)且出血性并发症风险较低的患者,推荐长期口服华法林抗凝治疗(国家标准化比值INR目标值范围2~3;ⅠA级推荐)。

(3)非瓣膜性心房颤动中高危($CHA_2DS_2\text{-}VAS_C$ 评分 ≥2)且出血性并发症风险较低的患者,推荐口服抗凝药物治疗(ⅠA级推荐)。选择包括华法林(INR目标值范

围 2～3；A 级证据）、达比加群、利伐沙班及阿哌沙班（B
级证据）；非瓣膜性心房颤动、$CHA_2DS_2\text{-}VAS_C$ 评分 =1 且
出血性并发症风险较低的患者，可以考虑进行抗凝或阿
司匹林治疗（Ⅱb 级推荐，C 级证据）。

（4）非瓣膜性心房颤动、$CHA_2DS_2\text{-}VAS_C$ 评分 =0 的
患者，无需抗栓治疗（Ⅱb 级推荐，B 级证据）

3. 颈动脉手术和血管成形术。

五、脑卒中二级预防的健康教育

近 10 年来随着大量有关脑卒中二级预防的随机对
照试验（RCT）研究结果的公布，脑卒中二级预防在脑
卒中复发预防中的有效性得到公认，通过有效的二级预
防，能够明显降低脑卒中再发，减少死亡率。具有依从
性的早期和持续性的二级预防可以提高脑卒中患者对二
级预防措施的实施，提高二级预防的价值，明显减少脑
卒中再发，改善脑卒中患者预后，最后达到理想的临床
目标效果。长期随访研究均表明：脑卒中发生后的二级
预防策略应该被及时展开并长期持续，所以，二级预防
的依从性十分重要。但是临床研究在实际临床的执行过
程中存在很大差距。

二级预防主要内容包括：

1. 高危因素干预　糖尿病、高血压、血脂、代谢
综合征的控制。

2. 大动脉粥样硬化的干预包括症状性颅外颈动脉
疾病、颅外脊椎基底动脉疾病、颅内动脉硬化的控制。

3．心脏性栓塞的药物性干预包括心房颤动和心肌病的控制。

为了改善脑卒中二级预防的依从性，可以采取多种形式、综合内容的健康教育。

1．院前社区健康教育　通过多种方式的组合的社区健康教育方式，有利提高对脑卒中二级预防干预措施实施的依从性，可以加强社区人群干预的效果。在斯坦福五城市社区干预的研究中，创新性的提出了自我效能的问题，即通过健康教育加强社区居民对疾病的预防、运动相关知识的理解，促进疾病高危人群主动加强运动，改进生活方式，疾病患者主动加强二级预防，最终取得良好的效果。

2．医院门诊多种形式的健康教育　包括候诊教育、门诊咨询教育、门诊健康教育大课堂等。

3．住院健康教育　包括入院教育、病房教育、出院教育等。研究显示，在院期间医生、护士对卒中患者进行卒中相关知识的健康教育（劝导戒烟、控制血压、降低胆固醇、减肥）的效果，结果发现健康教育可以改善脑卒中的二级预防，减少脑卒中再发；医生干预组与护士干预组相比，干预效果没有明显差异。

4．出院后持续的系统健康教育　通过脑卒中诊疗机构、医院协调员、家庭医生组成的综合治疗随访模式，在脑卒中患者出院后提供系统的健康教育和咨询服务，提高卒中患者对二级预防措施的依从性，改善脑卒中患者的预后。

（王少石　朱鑫璞　吕少丽）

参 考 文 献

1. 王陇德.掌握健康钥匙.北京：人民卫生出版社,2006
2. 卫生部.缺血性脑卒中筛查和防控指导规范（试行）.卫办医政发
    〔2009〕164号
3. 卫生部职业技能鉴定指导中心.健康管理师.北京：中国协和医科大学
    出版社,2007

第三章
脑卒中患者与脑卒中高危人群的健康管理

第一节　脑卒中高危人群的管理内容

一、脑卒中危险因素的识别

脑卒中一级预防的主要目标是降低群体脑卒中危险因素暴露水平和阻止脑卒中临床事件的发生。在此基础上，选择适宜的手段对危险因素暴露人群进行风险评估，从人群中识别出脑卒中风险明显增高的"高危"人群，采取个体化的干预措施，以阻止脑卒中临床事件的发生。

根据干预的可能性（不可干预、可干预或潜在可干预）和证据的强度（证据充分或证据不太充分），对首次脑卒中的危险因素或风险标记物进行了分类（表3-1）。

表3-1　脑卒中的危险因素

不可干预的危险因素	证据充分的可干预的危险因素	证据不太充分或潜在的可干预危险因素
1. 年龄	1. 高血压	1. 代谢综合征
2. 性别	2. 吸烟（主动或被动）	2. 酗酒
3. 低出生体重	3. 糖尿病	3. 药物滥用

续表

不可干预的 危险因素	证据充分的可干预的 危险因素	证据不太充分或潜在 的可干预危险因素
4. 种族差异	4. 心房纤颤	4. 口服避孕药
5. 遗传性因素	5. 其他心脏病变*	5. 睡眠呼吸障碍
	6. 血脂异常	6. 偏头痛
	7. 高同型半胱氨酸血症	7. 脂蛋白(a)升高
	8. 无症状性颈内动脉狭窄	8. 脂蛋白相关性磷脂
	9. 镰状细胞病	9. 酶 A2 升高
	10. 绝经后激素替代治疗	10. 高凝状态
	11. 不合理饮食	11. 炎症
	12. 缺乏体育锻炼	12. 感染
	13. 肥胖及体内脂肪分布	

　*其他心脏病变指能够引起血栓栓塞性脑卒中风险的其他类型心脏病包括扩张性心肌病、瓣膜性心脏病(如二尖瓣脱垂、心内膜炎和人工心脏瓣膜)和先天性心内缺损,如卵圆孔未闭、房间隔缺损和房间隔瘤等

二、脑卒中高危人群的管理

对于高危人群及脑卒中患者都应该进行脑卒中风险评价。通过筛查,评价首次脑卒中、脑卒中复发或再发可能的风险,识别那些能够从治疗干预中获益和那些可能尚未对任何一种危险因素进行治疗的患者,进而实行高危因素管理,预防脑卒中。脑卒中高危人群的管理由健康管理师负责,其主要工作内容包括以下内容:

(一)筛查脑卒中高危人群

根据脑卒中高危人群的筛查条件,筛查出的脑卒中高危人群作为管理对象。

筛查条件:具有以下 2 项主要危险因素,或具有 1 项主要危险因素和 2 项以上(包括 2 项)一般危险因素,

或既往有卒中/短暂性脑缺血发作(TIA)的病史者,建议接受脑卒中筛查(表3-2)。

表3-2 脑卒中高危人群的筛查条件

主要危险因素	一般危险因素
1. 高血压或者正在服用降压药物	1. 呼吸睡眠暂停
2. 高胆固醇血症或者正在服用降血脂药物	2. 直系亲属中有过卒中或心脏病史(父亲、母亲、兄弟姐妹、儿女)
3. 糖尿病	3. 吸烟
4. 心房纤维性颤动或有其他的心脏疾病	4. 大量饮酒
	5. 缺乏体育运动,每周不能坚持做到3次(每次至少20~30分钟)
	6. 膳食中含饱和脂肪酸或油脂过多
	7. 肥胖
	8. 男性
	9. 牙龈经常出血、肿痛,牙龈萎缩
	10. 牙齿松动、脱落
	11. 缺血性眼病史
	12. 突发性耳聋

(二)综合控制脑卒中高危人群的危险因素

对筛出的脑卒中高危人群进行管理,首先进行健康宣教,然后综合控制高危人群存在的1种或多种危险因素,其中以干预不良生活方式为主(表3-3)。

表3-3 综合控制危险因素的内容

临床治疗	生活方式干预
控制血压稳定	戒烟指导
控制血糖稳定	膳食指导
调脂治疗	运动指导
房颤抗凝治疗	饮酒指导
	心理调适

（三）预防脑卒中

通过筛查检出脑卒中高危人群，经过对高危人群的管理，综合控制危险因素，最终达到预防脑卒中发作的目的。

第二节　脑卒中患者的管理内容

脑卒中患者的管理由脑卒中健康管理师负责，其主要工作内容为筛查并管理脑卒中患病人群。

一、筛查脑卒中患病人群

根据脑卒中临床诊断标准，筛查出确诊的脑卒中患者成为疾病管理对象。

（一）诊断标准

1. 已经患有脑卒中并遗留有偏瘫、言语不清等症状。

2. 有因脑卒中住院病史，并有明确的病历记载。

3. 有短暂性脑缺血（TIA）　发作时有肢体偏瘫，有一过性言语不清或构音障碍。

4. CT 或者 MRI 检查可以看到明确的梗死病灶。

（二）排除标准

1. 一过性头晕。

2. 周围性面瘫。

3. 阵发性肢体麻木，四肢远端的麻木、无力。

4. 视物不清。

5. 头痛。

二、评估脑卒中患者的病情

对患者健康状况的评估是全面了解患者现阶段情况的重要途径。

（一）对病情轻重的评估

可根据不同患者病情轻重程度、是否有并发症评估病情，施行分层管理：

1. 轻度　　短暂性脑缺血发作。

2. 中度　　患脑卒中未遗留肢体活动障碍无需康复治疗。

3. 重度　　患脑卒中遗留肢体活动障碍需辅助康复治疗。

（二）对脑卒中后遗症程度、生活自理能力及心理状态的评估

具体评估内容包括：目前患者残疾状态的评定（Rankin量表；生活能力量表；营养状况评价表；饮水试验；心理量表（Hamilton汉密尔顿抑郁及焦虑量表）。

1. 改良Rankin量表　　用于衡量脑卒中后患者的神经功能恢复的状况（表3-4）。

表3-4　改良Rankin量表

分数	评分标准
0分	完全无症状
1分	有症状,无明显功能障碍,能完成所有日常职责和活动
2分	轻度残疾,不能完成病前所有活动,但不需要帮助,能自己照顾自己的事务
3分	中度残疾,要求一些帮助,但走路不需帮助
4分	重度残疾,不能独自行走,无他人帮助不能满足自身需求
5分	严重残疾,卧床,二便失禁,要求持续护理和关注

2. 日常生活能力量表 巴氏指数（Barthel index）用于评定日常生活自理能力程度（表 3-5）。

表 3-5 日常生活能力量表

日常活动项目	独立	部分独立或需要部分帮助	需极大帮助	完全依赖	得分
进餐	10	5	0		
洗澡	5	0			
修饰（洗脸、刷牙、刮脸、梳头）	5	0			
穿衣（包括系鞋带等）	10	5	0		
可控制大便	10	5（每周小于1次失控）	0（失控）		
可控制小便	10	5（每周小于1次失控）	0（失控）		
用厕（包括擦净、整理衣裤、冲水）	10	5	0		
床椅转移	15	10	5	0	
平地行走45m	15	10	5	0	
上下楼梯	10	5	0		

3. 营养状况评价表 用于定期对患者进行评测，以帮助患者制定及实施营养干预方案（表 3-6、表 3-7）。

表 3-6 营养状况评价表

	评价内容	评价结果
改变	您目前体重？	kg
	与您6个月前的体重相比有变化吗？	A B C
	近2周体重变化了吗？ 不变—增加—减少	A B C
进食	您的食欲？ 好—不好—正常—非常好	摄食变化：
	您的进食量有变化吗？不变—增加—减少	A B C
	这种情况持续多长时间？您的食物类型有变化吗？	摄食变化的时间：
	没有变化—半流食—全流食—无法进食	A B C

评价内容				评价结果
症状	近2周以来您经常出现下列问题吗？ ①没有食欲：从不—很少—每天—每周1～2次—每周2～3次 ②腹泻：从不—很少—每天—每周1～2次—每周2～3次 ③恶心：从不—很少—每天—每周1～2次—每周2～3次 ④呕吐：从不—很少—每天—每周1～2次—每周2～3次			
异常	您现在还能像往常那样做以下的事吗？ ①散步：没有—稍减少—明显减少—增多 ②工作：没有—稍减少—明显减少—增多 ③室内活动：没有—稍减少—明显减少—增多 ④在过去的2周内有何变化：有所改善—无变化—恶化			
疾病和相关营养需求	疾病诊断 代谢应激			A B C
体检	皮下脂肪	良好	轻～中度营养不良	重度营养不良	A B C
	下眼睑 二/三头肌			
	肌肉消耗	良好	轻～中度营养不良	重度营养不良	A B C
	颞部 锁骨 肩 肩胛骨 骨间肌 膝盖 股四头肌 腓肠肌			
	水肿	良好	轻～中度营养不良	重度营养不良	A B C
	腹水	良好	轻～中度营养不良	重度营养不良	A B C

注：表中A、B、C具体内容详见表3-7

表 3-7　营养状况评定标准

体重改变				
6 个月内体重变化	A：体重变化<5%；或 5%～10%，但正在改善 B：持续减少 5%～10%，或由减少 10% 逐渐变为减少 5%～10% C：持续减少>10%			
2 周内体重变化	A：无变化，正常体重或恢复到 5% 以内 B：稳定，但低于理想或通常体重；部分恢复但不完全 C：减少 / 降低			
进食				
摄食变化	A：好，无变化或轻度、短期变化 B：正常下限，但在减少；差，但在增加；差，无变化（取决于初始状态） C：差，并在减少；差，无变化			
摄食变化的时间	A：<2 周，变化少或无变化 B：>2 周，轻～中度低于理想摄食量 C：>2 周，不能进食，饥饿			
胃肠道症状	A：少有，间断 B：部分症状，>2 周；严重、持续的症状，但在改善 C：部分或所有症状，频繁或每天，>2 周			
功能异常	A：无受损，力气 / 精力无改变或轻～中度下降，但在改善 B：力气 / 精力中度下降但在改善；通常的活动部分减少；严重下降但在改善 C：力气 / 精力严重下降，卧床			
疾病和相关营养需求	A：无应激 B：低水平应激 C：中～高度应激			
皮下脂肪	优质	良好	轻～中度营养不良	重度营养不良
下眼睑		轻度凸出的脂肪垫		黑眼圈，眼窝凹陷，皮肤松弛
二 / 三头肌	臂弯曲，不要捏起肌肉	大量脂肪组织		两指间空隙很少，甚至紧贴
肌肉消耗	优质	良好	轻～中度营养不良	重度营养不良

续表

颞部	直接观察,让患者头转向一边	看不到明显的凹陷	轻度凹陷	凹陷
锁骨	看锁骨是否凸出	男性看不到,女性看到但不凸出	部分凸出	凸出
肩	看骨是否凸出,形状,手下垂	圆形	肩峰轻度凸出	肩锁关节方形,骨骼凸出
肩胛骨	患者双手前推,看骨是否凸出	不凸出,不凹陷	骨轻度凸出,肋,肩胛,肩,脊柱间轻度凹陷	骨凸出,肋,肩胛,肩,脊柱间凹陷
骨间肌	手背,前后活动拇指和示指	肌肉凸出,女性可平坦	轻度凸出	平坦和凹陷
膝盖:下肢变化不明显	患者坐者,腿支撑在矮板凳上	肌肉凸出,骨不凸出		骨凸出
股四头肌	不如上肢敏感	圆形,无凹陷	轻度凹陷,瘦	大腿内部凹陷,明显消瘦
腓肠肌		肌肉发达		瘦,无肌肉轮廓
水肿/腹水	活动受限的患者检查骶部	无	轻~中度	明显

脂肪	肌肉消耗
A:大部分或所有部位无减少	A:大部分肌肉改变少或无变化
B:大部分或所有部位轻~中度减少,或部分部位中~重度减少	B:大部分肌肉轻~中度改变,一些肌肉中重度改变
C:大部分或所有部位中~重度减少	C:大部分肌肉重度改变

水肿	腹水
A:正常或轻微;B:轻~中度;C:重度	A:正常或轻微;B:轻~中度;C:重度

总体评分等级：

A：营养良好（大部分是 A，或明显改善）

B：轻～中度营养不良

C：重度营养不良（大部分是 C，明显的躯体症状）

4. 饮水试验 用于了解、评估患者的吞咽能力及可进食情况。

让患者取卧位，喝下两三口，每口一茶匙水，如无问题，嘱患者取坐位，将 30ml 温水一口咽下，记录饮水情况。

Ⅰ级：可一口喝完，无噎呛。

Ⅱ级：分两次以上喝完，无噎呛。

Ⅲ级：能一次喝完，但有噎呛。

Ⅳ级：分两次以上喝完，且有噎呛。

Ⅴ级：常常呛住，难以全部喝完。

5. 汉密尔顿抑郁量表及焦虑量表 由于脑卒中后抑郁、焦虑是常见的情感障碍并发症（发病率达 20%～60%），而情感障碍又严重地影响了脑卒中后的治疗及康复，因此临床医生需要运用量表客观地评估患者心理状况，了解其心理特征，为后续治疗中的心理干预措施提供科学依据，以帮助后续治疗及康复的顺利进行。由于汉密尔顿抑郁量表及焦虑量表是医生对患者情绪状态进行评分，故评估较客观，是临床上最常用的量表。

（1）汉密尔顿抑郁量表（HAMD）：是临床上评定抑郁状态时最常用的量表（17 项版），见表 3-8。

结果分析：总分<7 分：正常；7～17 分：可能有抑郁症；17～24 分：肯定有抑郁症；>24 分：严重抑郁症。最高 52 分。

表 3-8 HAMD 量表

项目	0分	1分—轻度	2分—中度	3分—重度	4分—极重度
抑郁情绪	无	只在问到时才诉述	在言语中自发地表达	不用言语也可从表情、姿势、声音或欲哭中流露出这种情绪	患者的自发语言和非自发语言（表情、动作），几乎完全表现为这种情绪
有罪感	无	责备自己，感到自己连累他人	认为自己犯了罪，或反复思考以往的过失和错误	认为目前的疾病，是对自己错误的惩罚	罪恶妄想伴有指责或威胁性幻觉
自杀	无	觉得活着没有意义	希望自己已经死去，或常想到与死有关的事	消极观念（有自杀念头）	有严重自杀行为
入睡困难	无	主诉有时有入睡困难，即上床后半小时仍不能入睡	主诉每晚均有入睡困难		
睡眠不深	无	睡眠浅多噩梦	半夜（晚上12时以前）曾醒来（不包括上厕所）		
早醒	无	有早醒，比平时早醒1小时，但能重新入睡	早醒后无法重新入睡		

续表

项目	0分	1分—轻度	2分—中度	3分—重度	4分—极重度
工作和兴趣	无	提问时才诉述	自发地直接或间接表达对活动、工作或学习失去兴趣，如感到没精打采、犹豫不决，不能坚持或需强迫自己去工作或活动	病室劳动或娱乐不满3小时	因目前的疾病而停止工作，住院患者不参加任何活动或者没有他人帮助便不能完成病室日常事务
迟缓：指思维和语言缓慢，注意力难以集中，主动性减退	无	精神检查中发现轻度迟缓	精神检查中发现明显迟缓	精神检查进行困难	完全不能回答问题（木僵）
激越	无	检查时表现得有些心神不定	明显的心神不定或小动作多	不能静坐，检查中曾站立	搓手、咬手指、扯头发、咬嘴唇
精神性焦虑	无	问到时才诉述	自发地表达	表情和言谈流露明显忧愁	明显惊恐
躯体性焦虑：指焦虑的生理症状，包括口干、腹胀、腹泻、打嗝、腹绞痛、心悸、头痛、过度换气和叹息以及尿频和出汗等	无	轻度	中度，有肯定的症状	重度，症状严重，影响生活或需加处理	严重影响生活和活动

续表

项目	0分	1分—轻度	2分—中度	3分—重度	4分—极重度
胃肠道症状	无	食欲减退，但不需要他人鼓励便自行进食	进食需他人催促或要求或需要应用泻药或助消化药		
全身症状	无	四肢、背部或颈部沉重感，背痛，头痛、肌肉疼痛，全身乏力或疲倦	前述症状明显		
性症状：指性欲减退、月经紊乱等	无	轻度	重度		
疑病	无	对身体过分关注	反复考虑健康问题	有疑病妄想	伴幻觉的疑病妄想
体重减轻	无	1周内体重减轻0.5kg以上	1周内体重减轻1kg以上		
自知力	知道自己有病，表现为忧郁	知道自己有病，但归于伙食太差，环境问题、工作过忙、病毒感染或需要休息等	完全否认有病		

（2）汉密尔顿焦虑量表（HAMA）：是临床上评定焦虑状态时最常用的量表，见表3-9。

表3-9 HAMA量表

症状	具体表现	评分标准
焦虑心境	担心、担忧，感到有最坏的事情将要发生，容易激惹	0分—无症状
紧张	紧张感、易疲劳、不能放松，情绪反应，易哭、颤抖、感到不安	1分—轻度 2分—中等
害怕	害怕黑暗、陌生人、一人独处、动物、乘车或旅行及人多的场合	3分—重度 4分—极重度
失眠	难以入睡、易醒、睡得不深、多梦、梦魇、夜惊、醒后感疲倦	
认知功能障碍（或称记忆、注意障碍）	注意力不能集中，记忆力差	
抑郁心境	丧失兴趣、对以往爱好缺乏快感、忧郁、早醒、昼重夜轻	
肌肉系统症状	肌肉酸痛、活动不灵活、肌肉抽动、肢体抽动、牙齿打战、声音发抖	
感觉系统症状	视物模糊、发冷、发热、软弱无力感、浑身刺痛	
心血管系统症状	心动过速、心悸、胸痛、血管跳动感、昏倒感、心搏脱漏	
呼吸系统症状	胸闷、窒息感、叹息、呼吸困难	
胃肠道症状	吞咽困难、嗳气、消化不良（进食后腹痛、胃部烧灼痛、腹胀、恶心、胃部饱感）、肠鸣、腹泻、体重减轻、便秘	
生殖泌尿系统症状	尿意频数、尿急、停经、性冷淡、过早射精、勃起不能、阳痿	
自主神经系统症状	尿意频数、尿急、停经、性冷淡、过早射精、勃起不能、阳痿	

症状	具体表现	评分标准
会谈时行为表现	①一般表现：紧张、不能松弛、忐忑不安、咬手指、紧紧握拳、摸弄手帕、面肌抽动、不停顿足、手发抖、皱眉、表情僵硬、肌张力高、叹息样呼吸、面色苍白②生理表现：吞咽、打嗝、安静时心率快、呼吸快（20次/分以上）、腱反射亢进、震颤、瞳孔放大、眼睑跳动、易出汗、眼球突出	

结果分析：总分>29分，可能为严重焦虑；21分，肯定有明显焦虑；14分，肯定有焦虑；7分，可能有焦虑。正常人<7分。

三、对脑卒中患者进行疾病管理

根据病情评估结果，制订疾病管理计划，以达到改善病情、控制危险因素、预防并发症的目的。同时进行临床疾病治疗和生活方式改善（表3-10）。

表3-10　脑卒中患者疾病管理内容

临床治疗（配合适量药物）	生活方式改善
控制血压稳定	戒烟指导
控制血糖稳定	膳食指导
调脂治疗	运动指导
房颤抗凝治疗	饮酒指导
康复治疗	心理调适

四、预防脑卒中再次发作

脑卒中再发的防控需严格遵守 ABCDE 策略，进行全面管理。通过对脑卒中患病人群的管理,最终达到预防脑卒中再次发作的目的。

ABCDE 策略具体内容:

A:ASA(阿司匹林)——主要是抗血小板凝集和释放,改善前列腺素与血栓素 A2 的平衡,预防动脉粥样硬化血栓形成。从临床上看,每天常规服用阿司匹林肠溶片 100mg,能够防止脑梗死的复发。

ACEI(血管紧张素转换酶抑制剂)/ARB(肾素血管紧张素受体阻滞剂)——多项研究表明,血管紧张素转换酶抑制剂(ACEI)和血管紧张素Ⅱ受体阻滞剂(ARB)在降压的同时可减少脑卒中和其他脑血管病的发生。

B:blood pressure control(控制血压)——由于高血压和脑血管病事件危险性之间的关系是连续一致、持续存在的,因此高血压是重要的独立的脑卒中危险因素。血压越高,发生脑卒中的机会也越多。早期治疗高血压可明显降低脑卒中的发病率。

C:cholesterol lowing(降低胆固醇)——血清胆固醇水平与动脉粥样硬化密切相关,也是冠心病的重要危险因素。积极降低胆固醇水平可预防脑卒中再发,他汀类药物在脑卒中预防中具有重要作用。

cigarette quit(戒烟)——吸烟是脑卒中发病的一项可调控的危险因素。所有医疗卫生服务提供者都应坚决劝告所有发病前 1 年内吸烟的缺血性脑卒中或 TIA 患者戒烟、避免被动吸烟,并提供心理咨询。尼古丁制剂以及口服戒烟药将有助于戒烟。

CAS(颈动脉血管支架形成术)和 CEA(颈动脉内

膜剥脱术）——颈动脉分叉部的粥样硬化斑块主要引起两方面的脑损害，一方面颈动脉狭窄使脑供血减少，另一方面硬化斑块表面的溃疡释放斑块内容物或引起血小板聚集从而导致脑栓塞。CEA 对有颈动脉高度狭窄（≥70% 以上）或近期发生 TIA、脑梗死的患者而言，是一种非常有效的脑卒中预防措施，故 CEA 已被公认是治疗颈动脉狭窄的首选规范化治疗。对于需要承担较大手术风险的患者，采用保护性滤器支持下的 CAS 治疗，早期效果要优于 CEA，其益处主要是心肌梗死风险更低。但是 CAS 与 CEA 术后的脑卒中发生率并无显著性差异，CAS 是否可以作为除 CEA 之外的另一种治疗颈动脉狭窄的理想选择，需要进行更多的多中心、随机实验来提供更确定性的证据。

D: diabetes control（治疗糖尿病）——糖尿病是脑卒中的独立危险因素，强化血糖控制能够减少糖尿病患者大、小血管并发症的发生率，减少与糖尿病相关的各种事件的发生率。采取多种措施控制高血糖、高血压、血脂异常和微量白蛋白尿等强化治疗，能降低心脑血管事件风险。随着血糖逐渐控制达到正常水平，血管事件的发生率也持续下降。目前推荐饮食、运动、口服降糖药和应用胰岛素来控制血糖。

diet adjust（调整饮食）——肥胖是高血压、糖尿病和血脂异常发生及发展中的一个重要危险因素，因为肥胖对高血压和糖尿病的发生及发展起着重要影响。体质指数的增加会增加缺血性脑卒中的发病风险。故需要坚持合理饮食，控制体重。

E：education（健康教育）——通过网络、媒体宣传、阅读相关读物等方式，加强大众对脑梗死、冠心病、动脉硬化、高血压预防知识的了解及普及。积极干预危险因素，让患者能耐心接受长期的防治措施，主动配合药物治疗。

exercise（锻炼身体）——体力活动可以减少脑卒中发病的风险。通过适当的锻炼可增加脂肪消耗、减少体内胆固醇沉积，提高胰岛素敏感性，对预防肥胖、控制体重、增加循环功能、调整血脂和降低血压、减少血栓均有益处，是防治脑卒中的积极措施。对有能力进行体力活动的缺血性脑卒中或 TIA 患者，每天进行至少 30 分钟的中等强度体力活动，可以减少引起脑卒中复发的危险因素；对于遗留残疾的缺血性脑卒中患者，需要在医师指导下进行医疗锻炼。

examination（定期查体）——脑血管病、高血压、心脏病、糖尿病患者最好每半年到医院做一次体检，日常注意检测血压和血糖，如发现异常及时就医。

第三节　脑卒中患者与脑卒中高危人群的管理流程

一、健康管理师的职责

脑卒中患者及高危人群的健康管理流程主要包括五个环节：信息采集、系统评估、制订管理目标、制订管理方案、监督实施。

在脑卒中患者及高危人群的健康管理工作中,医生承担了主要工作,护士辅助医生进行健康管理,整个过程均需要医生及护士共同参与配合完成。其中医生的工作重点在信息采集、系统评估、制订管理目标及管理方案四个环节,而护士的工作重点则在监督实施环节。

鉴于医生及护士在脑卒中及高危人群健康管理工作中承担的角色及各自工作重点的不同,为区别二者,有文献建议:将承担健康管理工作的医生命名为健康管理医师,将承担健康管理工作的护士命名为疾病管理师。

二、管理流程

(一)信息采集

1. 基本信息

(1)性别;

(2)年龄;

(3)种族;

(4)出生时体重情况。

2. 个人疾病史(包括疾病史及治疗情况)

(1)是否患有高血压;

(2)是否患有高胆固醇血症;

(3)是否患有糖尿病;

(4)是否患有心房颤动;

(5)是否患有其他心血管病(冠心病、心力衰竭或有症状周围动脉病);

（6）是否患有呼吸睡眠暂停；

（7）是否患有缺血性眼病史；

（8）是否患有突发性耳聋；

（9）是否有牙龈经常出血、肿痛，牙龈萎缩、牙齿松动、脱落。

3．病史中脑卒中情况

（1）确定诊断；

（2）诊断时间；

（3）辅助检查及结果；

（4）药物和（或）手术治疗情况。

4．家族病史　父亲、母亲、兄弟姐妹是否患有脑卒中。

5．现有症状及体征

（1）症状：是否有头痛、眩晕、失语、说话或理解语言困难、突发的一侧面部或肢体的麻木或无力、突发的视力模糊或失明、复视、饮水呛咳、吞咽困难、步态不稳或是突然跌倒等。

（2）体征：肢体瘫痪情况、rankin 评分、ADL 评分、心理评分等。

6．检查项目

（1）一般检查：①身高（cm）；②体重（kg）；③腰围（cm）；④未治疗时及治疗后的血压（mmHg）。

（2）化验室检查：血糖、血脂、同型半胱氨酸、纤维蛋白原、INR（服用华法林抗凝治疗者）等。

（3）心电图检查：是否存在左室肥厚。

（4）影像学检查：颈动脉、椎动脉及锁骨下动脉彩色多普勒超声（CDFI）检查，经颅多普勒超声（TCD）常规筛查，其他筛查（CT、MR、DSA 等影像检查）。

7. 生活方式调查

（1）吸烟：需记录每日吸烟支数、吸烟时间，是否戒烟以及戒烟时间等。

（2）被动吸烟：被动吸烟超过每天 15 分钟。

（3）饮酒：如饮酒需记录饮酒量及时间等。

（4）心理评测：情绪、压力量表、焦虑、抑郁量表等。

（5）膳食调查：食物频率表法调查患者平素饮食习惯。

（6）运动调查：调查患者平时运动形式及时间等。

（7）睡眠、生活习惯、环境调查：调查睡眠时间、睡眠质量、生活规律、工作及生活环境等。

（二）系统评估

1. 根据干预的可能性和证据的强度，对首次脑卒中的危险因素进行分类。

（1）不可干预的危险因素有：年龄、性别、出生体重低、人种/种族和遗传因素。

（2）证据充分的可干预危险因素有：高血压、主动或被动吸烟、糖尿病、心房颤动和某些其他心脏病、血脂异常、高同型半胱氨酸血症、颈动脉狭窄、镰状细胞病、绝经后激素治疗、不良饮食习惯、缺乏体力活动、肥胖和体脂分布。

（3）证据不太充分或潜在的可干预危险因素有：代谢综合征、酗酒、药物滥用、口服避孕药、睡眠呼吸障碍、偏头痛、脂蛋白（a）升高、脂蛋白相关的磷脂酶升高、高凝状态、炎症和感染。

2．脑卒中风险评估（参见《脑卒中高危人群筛查分册》）

（1）Framingham 脑卒中风险预测量表。

（2）非瓣膜性房颤脑卒中风险评分表：CHADS2 评分。

3．脑卒中病情评估

（1）疾病确定诊断；

（2）并发症；

（3）合并症。

4．心理评估

（1）情绪、压力量表评测结果；

（2）焦虑、抑郁量表评测结果。

5．膳食、运动评估

（1）根据食物频率表法调查结果，比对膳食宝塔，评价患者饮食结构是否合理。

（2）根据运动习惯调查，综合患者病情，评价患者运动量及运动形式是否合理。

6．总体健康状况评估　综合患者病情及心理等各种评测结果，给出患者目前健康状况评价。

（三）制订管理目标

根据当前的健康状况，针对脑卒中患者及高危人群所具有的不同危险因素，分别制订在一定的时间内设定达到的管理目标。

1．短期管理目标　以 1 个月为标准设定短期目标，如：

（1）吸烟：戒烟、避免被动吸烟，强烈鼓励患者及家人戒烟。

（2）饮食：平衡膳食。

（3）体力活动：每天至少进行 30 分钟中等强度的体力活动。

（4）高血压：使血压降至正常水平。

（5）糖尿病：严格控制血糖水平，空腹血糖 4.4～6.1mmol/L，非空腹血糖 4.4～8.0mmol/L。

（6）高脂血症：根据血脂结果及危险度分层选择降脂目标。

（7）心房纤颤：抗凝治疗，预防血栓形成。

（8）睡眠呼吸紊乱：成功治疗睡眠呼吸障碍。

2. 长期管理目标 设定半年或 1 年的长期管理目标，如延缓动脉硬化进展、防止颈动脉高度狭窄患者发生再狭窄等。

（四）制订管理方案

据设定的管理目标，给出达到目标的具体方法。

1. 脑卒中危险因素的控制 针对脑卒中及高危人群所具有的主要危险因素（血压、血脂、血糖异常等）分别进行治疗。

2. 脑卒中治疗

（1）药物治疗：针对缺血性脑卒中应积极改善脑的血循环，增加缺血区的半暗带区的血流及氧的供应，控制脑水肿，防治并发症。目前治疗方法繁多，药物多达几十种，故现把这些药物归类介绍如下：

第一类是改善微循环、扩充血容量的药物（如低分子右旋糖酐等)。目前此类药用得较多,但是有心脏病的患者应慎用,否则可能会引起心力衰竭。

第二类是溶解血栓的药物(如尿激酶等)。应用此类药如果能达到溶解栓子的目的是最为理想的,但全身静脉用药时往往需要大剂量,有时会造成出血的危险。

第三类是抗凝治疗(如肝素等)。这类药物能防止血液凝固,因为抗凝治疗也有出血的危险性,故使用时建议监测凝血酶原时间和活动度。

第四类是使用钙离子拮抗剂(如尼莫地平等)。这类药物可以防止钙离子从细胞外流入细胞内,起到轻微扩张脑血管,保护脑细胞,增加脑细胞利用氧和葡萄糖等作用。

第五类是防止血小板凝聚的药物(如阿司匹林等)。血小板的凝聚往往是脑血栓形成的开端,故此类药物可以有效地阻断血小板的凝聚,帮助预防血栓的形成。

第六类是中药。中药的主要作用是活血化淤,现在应用极其广泛,如丹参、葛根、安宫牛黄等。但应当根据脑卒中的辨证施治原则来用药。

(2)手术治疗

1)颈动脉内膜切除术(CEA)的适应证:①有近期脑缺血发作且狭窄程度为70%~99%的患者,2年内至少发生TIA或缺血性卒中1次以上,应考虑行颈动脉内膜切除术;②有近期脑缺血发作且狭窄度为50%~69%的患者,应考虑影响脑卒中可能性及外科风险性等临床因素;③有近期脑缺血发作的动脉狭窄程度<50%的患者从颈动脉内膜切除术中获益较小,对这些患者建议抗

血小板等药物治疗。

2）颅外段脑供血动脉狭窄（直径狭窄率≥70%的症状性狭窄）内支架成形术的适应证：①症状性、反复发作性、药物难以控制的低血流量性短暂性脑缺血发作（TIAs）；②脑供血动脉狭窄部位与患者的TIAs症状有明确的对应关系；③狭窄类型为Mori A型病变，B型病变当慎重考虑；④预计内支架能到达靶血管部位。

3）椎动脉内支架成形术的适应证：①症状性（椎基底动脉系统TIA或非致残性缺血性卒中）患者，椎动脉直径狭窄率≥70%，合并对侧椎动脉闭塞；②症状性优势侧椎动脉狭窄；③症状性双侧椎动脉狭窄；④症状性非优势侧椎动脉狭窄，该侧椎动脉直接与小脑后下动脉（PICA）延续，患者症状与同侧PICA区供血不足有关；⑤无症状性椎动脉狭窄，但成形术有助于改善侧支血供（比如患者同时合并有颈动脉闭塞）。

4）锁骨下动脉内支架成形术的适应证：直径狭窄率≥70%的症状性狭窄或闭塞，引起锁骨下动脉窃血综合征或患侧上肢缺血。

5）颅内 - 颅外血管搭桥术适应证：对药物无反应且伴有血流动力学障碍的前循环缺血的亚组患者可能适用。具体内容详见《脑卒中外科治疗》分册。

3. 生活方式干预

（1）膳食处方：膳食合理与脑卒中预防及治疗密切相关（具体详见第四章）。

（2）运动处方：运动可协助药物控制高血压、糖尿病、高血脂等危险因素，阻止疾病的发展，提高生活质量;增加自信、减轻焦虑;减少用药及医疗费用(具体详见第三章)。

(3)戒烟限酒指导:吸烟是人群心脑血管疾病的发病与死亡的独立危险因素之一。吸烟与冠心病、高血压、脑卒中等疾病密切相关。吸烟者急性缺血性脑卒中事件和急性出血性脑卒中事件的发病危险分别是不吸烟者的 1.37 倍和 1.21 倍。大量研究已经较为一致地证实,饮酒对心血管疾病既有益处又有害处,但作用机制及发挥作用的条件很复杂,不能一概而论,视饮酒量而定。大量饮酒有害无益(具体详见第六章)。

(4)睡眠管理:睡眠与多种疾病密切相关,失眠会导致精神不振,而同时人体的免疫力也会跟着下降,调整睡眠有利于控制血压,稳定病情。

(5)心理调试方案:脑卒中患者还同时存在产生心理压力的因素,饱受各种心理压力的困扰。对脑卒中患者进行心理和情绪管理可大大改善患者的生活质量,提高生存率(具体详见第五章)。

(五)监督实施

1. 监督执行 是指根据评估结果,制定管理目标及方案后,应用电话、网络等方式随访患者在实际执行情况及执行过程中出现的问题。

(1)服药情况:是否按时服药。

(2)症状和感觉感受:在随访期间症状及感觉感受的变化。

(3)膳食管理:记录膳食日记。

(4)运动管理:记录运动日记。

（5）自我管理监测：如自测血压、体重、血糖监测等。

2. 随访实施 通过门诊见面访谈，完成各项临床检查，根据监督执行情况，在需要时调整原有管理方案。

（1）随访提醒：电话或短信等方式提醒患者就诊。

（2）定期完成各项临床检查：如无高血压病史的中年人和小于 35 岁但有高血压家族史者，也应该半年至 1 年测量血压 1 次。血脂正常者可以每半年复查 1 次，血脂异常者每 3 个月复查 1 次。糖尿病患者随时监测血糖。每年复查 1 次颈动脉多普勒超声等，TCD 根据病情需要酌情安排。

（3）修正短期管理目标：根据随访情况做修正。

（4）调整管理方案：遵循 ABCDE 原则，根据存在的具体情况调整，如药物剂量、运动量等。

以上流程 6～12 个月再重新开始收集信息、评估、管理目标、管理方案，如此循环往复。

（芦燕玲　符　岚　薛　源）

第四章
脑卒中高危人群的运动指导

第一节　激励运动的措施

一、运动指导前的健康教育

对脑卒中高危人群进行运动指导前,首先要对其进行健康教育,健康教育的内容包括:

1.康复运动的重要性　脑卒中高危人群的康复运动可协助药物控制高血压、糖尿病、高脂血症等危险因素,阻止疾病的发展,提高生活质量;增加自信、减轻焦虑;减少用药及医疗费用。

2.康复运动的安全性教育　高危人群运动前均应作运动评估,使运动处方个体化,运动应具有监护和急救准备,保证运动是有氧的,安全的。

3.康复运动的科学性　运动训练需要达到一定的运动强度和时间,才能形成有益的作用,发挥理想的医疗效果。

4.康复运动的长期性　"冰冻三尺,非一日之寒",脑卒中危险因素的形成是长期所致,其康复过程也必须坚持不懈。通过上述相关的健康教育,使高危人群了解疾病的基本知识及相关疾病可能造成的不良后果,运动的有益作用等,让他们了解到运动的重要性,可以坚定运动的信念。

二、尽可能争取脑卒中高危人群家属和朋友的支持

如果其在运动过程中有人陪伴,可以更好地坚持运动。

三、建立切实可行的运动方案

除步行、慢跑等运动方式外,应增加参加者感兴趣的活动,这样可以避免因活动乏味而中断运动;同时可根据运动人群现有的条件,如住所或工作场所附近已有的健身设施,选择其喜爱的运动方式,以使参加者终生坚持运动,减少退出率。

第二节 运动处方概述

运动处方(exercise prescription)是早在 20 世纪 50 年代美国生理学家卡波维奇提出过的概念。1969 年世界卫生组织(WHO)使用了运动处方(exercise prescription)术语,从而在世界上得到确认。运动处方是指:由医师根据健身者(患者)的健康状况,心血管或运动器官的功能状态、年龄、性别及运动史等,用处方的形式规定适当的运动种类、强度、时间及频率,并指出运动中的注意事项,以便有计划地经常性锻炼、达到健身或治病的目的。

　　脑卒中高危人群的运动必须由专业人员制定运动处方，像药物处方一样要谨慎对待。

　　运动处方可指导参加者通过系统和个体化的运动方法，达到最佳的运动效果，并确保其安全性。运动处方的制定要根据运动心肺功能评定的结果（如安静心率、峰值心率、血压、心电图、代谢当量），以及患者对运动的反应，结合患者的兴趣、需要来制定，并不断调整。运动处方的内容包括运动类型、强度、持续时间、频率及运动方案的进展。

第三节　脑卒中高危人群的运动处方

一、运动处方的制定原则

　　40 岁以上或者有一些心脑血管危险因素，如肥胖、高血压、糖尿病、高脂血症等疾病，或已经有心脑血管疾病的人群在进行运动前最好接受专业医务人员的指导。医务人员通过询问既往病史，进行体格检查，特别是心脑血管系统的检查以及运动心肺功能评定等，了解运动个体在运动时的心电及血流动力学的参数，然后，根据其具体情况，由专业医务人员制定一个有针对性的运动处方。同时在运动时应有严密的医学监测。

（一）运动类型

　　1. 耐力运动　这种运动可以改善心肺功能，增进心血管健康。主要是大肌群的、等张的、有节律、持续时间长的有氧运动。如步行、慢跑、登山、游泳、骑自行车、跳绳、舞蹈、气功、有氧健身操、太极拳等。康复后期为增加患者的兴趣，可增加球类活动、游戏等，但应尽量避免比赛。

2. 灵活性运动 是全身主要关节的放松运动，可以改善关节的灵活性。在进行运动前进行灵活性运动，可以避免由于突然进行大强度运动造成的运动系统损伤。

3. 力量练习 包括颈部、腰背部肌肉的力量训练及四肢肌肉的力量训练。

根据运动者的爱好和要达到的目的，选择不同的运动类型，在运动中应以耐力运动和灵活性运动为主，在运动早期不进行力量训练，在后期，对于低危患者，可根据患者的具体情况酌情增加短时间、低强度的力量训练。

（二）运动强度

心肺功能评定是运动处方中运动强度制定的重要依据。运动强度需要适当的监测来确定是否适宜，它是设计运动处方中最重要也是最难制定的部分。不同个体的运动能力的差异可能非常显著，因此运动强度强调个体化。

可通过心率规定运动的强度，此方法简单易行。一般采用标准的卡翁南公式进行计算，即：运动中应达到的心率 $HR = (HRmax - HRrest) \times (0.6 \sim 0.8) + HRrest$。公式中的 **HRmax** 不应使用年龄预计的最大心率，而应该是运动心肺功能评定时最大运动时的心率。应用此方法规定运动强度时要考虑到应用的心血管药物对心率的影响。同时要教会患者自己测量脉搏，以便监测家庭康复运动强度。

更理想的控制运动强度的指标为摄氧量或者代谢当

量，但此种方法患者不易进行自我监测。

此外，还可通过运动时的自觉疲劳程度来掌控运动强度，参加者在训练过程中掌握了心率与自觉疲劳程度之间的关系后，可用自觉疲劳程度来调节运动强度。一般要求在运动中感到稍累即可。

此外，在运动中谈话而不伴有明显气短的运动强度比较适宜，如果运动中能唱歌，说明运动强度不够大。

（三）运动持续时间

运动产生的效应与运动强度和运动持续时间的乘积有关。一般要求每次运动的时间为 30～60 分钟，可间断完成。开始参加运动时的时间可较短，一般可进行低至中等强度的运动 15～20 分钟，待出现运动的适应性反应后，逐渐延长运动时间。健康情况差的健身者即使每天运动 3～5 分钟也有益处。

（四）运动频度

运动频度取决于运动强度和每次运动持续的时间，根据兴趣、需要、功能状态确定。为达到运动效果，要求运动频度至少每周 3～7 次。心功能<3METs，可每次运动 5 分钟，每天运动几次；心功能在 3～5METs 时，可每日运动 1～2 次；心功能在 5～8METs 时，每周至少运动 3 次。开始运动时，为避免过分应激，最好间日运动，一旦适应，每日运动可产生较好的效果。

（五）运动方案的进展

进展的情况取决于个体的最大功能、健康状态、年龄和目标等因素，一般可以分为三个阶段：

1. 开始阶段　此阶段一般持续 6～10 周。包括伸展运动、体操和一些低强度的有氧运动,这些活动不容易引起损伤和肌肉疼痛。如果开始进展太快,运动个体没有得到生理性适应而出现不适的感觉,常不易坚持运动。开始运动的总时间为15~20分钟,然后逐渐增加,健康状况良好者,可适当缩短此阶段时间或直接进入下一阶段。在开始运动后,要定期到医院复诊,由专业人员通过这一阶段运动的情况以及运动个体对运动的反应及相应的检查评定,适当调整运动量。

2. 改善阶段 参加者在此期可较快的进展,运动强度可在2~3周内逐渐达到预计水平,健康水平差的运动个体此阶段时间可适当延长。对功能差的患者,此阶段开始可进行间歇有氧运动,然后逐渐发展到持续的有氧运动。

3. 维持阶段 此阶段参加者心肺功能达到满意水平,运动负荷不再增加。此时需要由业务人员和运动个体共同建立切实可行的运动方案,除步行、慢跑外,应增加有兴趣的活动,如球类运动和游戏等,这样可以避免运动个体因运动方式的单调乏味而中断运动,以使参加者终生坚持运动,减少退出率。

二、运动的注意事项

1. 运动时要循序渐进,持之以恒。刚开始运动时,时间不宜过长、强度不宜过大,在适应后再逐渐增加运动量。如果开始进展太快,没有得到生理性适应而出现不适感,常不易坚持运动。

2. 每次运动前要有准备活动,运动后要有整理活动。避免运动突然开始,突然停止。

3. 如果气候异常,应尽量避免室外运动,并适当减少当日的活动量。

4. 如果身体状况欠佳,如感冒或有特别的疲劳感等,应暂停运动,不应勉强进行。要在症状和体征消失2天以上才恢复运动。

5. 如果在运动过程中出现胸闷、胸痛、憋气、头晕、无力等不适症状,应立即停止活动,并及时到医院就诊。

6. 饭前、饭后1小时内不要进行大强度运动。

7. 运动后不要立即进行热水浴,休息30分钟以上再用温水淋浴。

8. 不要进行要求爆发力或过于剧烈的运动,尤其是竞争性强的运动;不要进行大强度的力量训练。

9. 运动不能完全取代药物治疗,因此不能自行更改药物的使用。

10. 年龄较大的运动个体,要考虑到骨质疏松及骨性关节炎等疾病对运动的影响。如跳绳对中等到严重骨质疏松的患者是禁忌的,因为突然冲击或意外的发生会增加发生骨折的危险;中到重度骨性关节炎的患者应避免登山等运动。

第四节 不同疾病人群的运动指导

一、高血压

(一)运动降压的特点

运动训练可降低正常血压人群和高血压患者的血

压,其降压作用对高血压患者更为明显。不论是否接受药物治疗,运动均可以降低高血压患者的血压。肾上腺功能亢进的高血压患者运动训练降低血压的效果超过肾上腺功能正常的高血压患者。大约 75% 的高血压患者可以通过运动降低血压,使安静时舒张压平均降低 11mmHg、收缩压平均降低 8mmHg。对于轻度高血压患者,运动训练的降压效果可以与药物治疗相仿。单纯收缩期高血压的老年患者由运动训练产生的降压效果较稳定,可避免由降压药物引起的体位性低血压。在停止运动 2 个月以后血压恢复到运动前水平。

(二)运动的禁忌证

高血压患者的运动禁忌证有:急进性高血压、重症高血压或高血压危象、病情不稳定的Ⅲ期高血压病,或有其他严重并发症,如严重心律失常、心动过速、心力衰竭、不稳定型心绞痛、出现明显降压药的不良反应而未能控制、运动中血压过度增高(>220/110mmHg)。对于继发性高血压患者(嗜铬细胞瘤、肾实质病变、脑肿瘤等),应先治疗病因。

(三)运动处方

推荐进行小强度、较长时间、大肌群的动力性运动(低强度有氧训练),各类放松性活动,包括气功、太极拳、放松疗法等,以及中、低强度的抗阻运动。

1. 低强度有氧训练 常用的方法包括步行、慢跑和踏车等。运动强度一般为最大心率的 50%～60%。停止运动后心率应在 5 分钟内恢复正常。每次锻炼 30

分钟左右，其间可穿插休息或医疗体操、太极拳等。运动强度越大，越要注意准备活动和整理活动。每天1～2次。

2. 气功　多采用放松功法。每次30分钟左右，每天1～2次。

3. 抗阻训练　中、低强度的抗阻运动可降低静息血压，适用于轻度高血压的年轻人或健康状态好的老年人。可进行循环抗阻训练，即采用一次30%～50%最大收缩力作为运动强度，做大肌群（如肱二头肌、腰背肌、胸大肌、股四头肌等）的抗阻收缩，强调全关节范围的抗阻运动，每组在10～30秒内重复8～15次收缩，各组运动间休息15～30秒，10～15组为一循环，每次训练1～3个循环，总时间为10～30分钟，每周2～3次，8～12周为一疗程。注意在用力时呼气，可减轻心血管的反应性。逐步适应后可按每周5%的增量逐渐增加运动量。还可采用橡皮带、体操等方式训练胸腰背肌、腹肌及四肢肌力。因无氧运动会导致血压上升，尤其是舒张压上升，应禁忌进行。

（四）康复运动的注意事项

可根据血压情况在医生的指导下调整降压药物，但患者不能随意停用或自行更改药物，康复运动可以作为轻度高血压的主要治疗，但对于中度以上的高血压，运动训练只能是高血压治疗的辅助方法。在制定运动处方时要考虑药物对运动反应的影响。降压效果一般在训练2周后开始出现；运动训练的效应在停止训练后很快消退，血压会回升。因此运动训练必须长期坚持，对于高血压病患者需要进行这方面的宣教,以免影响康复治疗的远期效果。开始运动或增加运动强度时,在运动前后要严密监测血压。运动时要有意识地使全身肌肉放松,勿紧张用力,尽量不做憋气动作。每天运动时间选择以下午为宜,一般推荐下午 4～5 时,以避开体内肾上腺素和去甲肾上腺素的分泌高峰。

二、糖尿病

(一)康复运动对糖尿病患者的有益作用

运动可增加细胞对胰岛素的敏感性,促进肌肉和其他组织对糖的利用,降低血糖,稳定血糖和胰岛素水平,减少糖尿病药物的应用;运动使肌肉组织较多地利用脂肪酸,增强脂代谢,降低血甘油三酯的浓度,降低低密度脂蛋白,增加高密度脂蛋白,可预防或减缓动脉粥样硬化及心、脑血管病变的发生;运动可治疗肥胖症。肥胖是促使糖尿病发生发展的重要因素,肥胖型糖尿病患者对内生或外源的胰岛素很不敏感,体重减轻后,外周组织对胰岛素的敏感性增加,所用药物可以明显减少,糖尿病也可以得到满意控制,因此肥胖型糖尿病患者在饮食治疗的基础上进行医疗体育,是矫正肥胖、控制糖尿病的重要方式。

(二)运动的适应证

主要适用于 2 型糖尿病:空腹血糖不超过 8.9mmol/L,餐后血糖不超过 13.9mmol/L,血糖控制稳定者;1 型糖尿病病情及用药稳定者可谨慎进行低强度运动。

（三）运动的禁忌证

血糖未控制：餐后>13.9mmol/L，空腹>8.9mmol/L；糖尿病合并酮症、低血糖；糖尿病肾病；糖尿病合并视网膜出血；糖尿病合并感染；糖尿病患者血压未控制和不稳定型心绞痛者。

（四）运动处方

糖尿病患者应先实施饮食控制及必要的降糖药物或胰岛素治疗，使血糖得到适当控制，然后再开始运动疗法。2型糖尿病患者可进行轻度至中度的耐力性运动，常用的有步行、慢跑、骑自行车、游泳和医疗体操等，运动强度一般为最大心率的50%～70%。每次运动持续30分钟左右，以后可逐渐延长至1小时。一般每日或隔日运动1次。体重正常、血糖控制良好的1型糖尿病患者在早晨注射胰岛素和进普通早餐后，可进行低中等负荷的自行车运动30分钟左右，如果需增加运动时间，应考虑减少胰岛素的剂量；如不是早餐后，应先摄入碳水化合物以防止运动诱发的低血糖。

（五）运动的注意事项

选择患者易于坚持的活动，如日常活动、步行等；合并末梢神经病变、末梢血管病变者可选择水上运动及上肢运动；有足部溃疡者应尽量避免负重，可进行上肢运动和肌力训练；糖尿病足无溃疡者方可参加运动，运动时要穿宽松、合适的鞋袜；运动量要适当，过累会引起酮症，使糖尿病病情加重；要避免短时间较剧烈的运动或引起明显兴奋的运动，以免刺激交感肾上腺素反应而使血糖升高；1型糖尿病患者尤其要避免高强度长时间运动，以免低血糖；注意运动时或运动后可能出现的低血糖反应（尤其1型糖尿病患者）：无力、出汗、颤抖、心悸、头晕、注意力不集中等，严重时可出现复视、昏倒等，如出现上述情况，可服用含糖食物，一般5～10分钟后症状可消失。使用胰岛素治疗的患者，运动要避开胰岛素在血中的高浓度期；糖尿病患者开始参加运动时，应经常监测血糖；运动前可适当减少1～2单位胰岛素用量，或每运动1小时增加10～15g碳水化合物；参加长时间运动前、中可少量进食小食品；开始参加运动时最好有同伴陪同，准备好小零食。1型糖尿病患者的运动治疗比较复杂，需要患者了解糖尿病的病理知识，能对代谢做自我监护，并在医生指导下能够处理好运动与胰岛素及饮食的关系，同时具有一定防止低血糖的经验。

三、高脂血症

（一）康复运动对高脂血症的有益作用

运动改善脂代谢过程中酶的活性，降低极低密度脂蛋白（VLDL）、总胆固醇（TC）、低密度脂蛋白（LDL）和甘油三酯（TG）、血清ApoB水平，增加高密度脂蛋白（HDL）和血清ApoA1水平。但需要坚持较长时间的规律性运动才能产生效果。

（二）运动处方

主要以耐力性运动为主，辅助以力量性运动。可根据个人体质和爱好选择运动项目和运动量。建议进行中等强度的有氧运动,运动方式包括步行、骑自行车、游泳、慢跑、简单的非竞赛性球类活动等。运动强度一般为最大心率的 60%～70%,运动后的脉搏应在休息 5～10 分钟时恢复到运动前水平。也可以根据自身感觉确定运动量是否适当,患者在运动过程中可感觉稍累。但若运动后有不舒服感,睡眠不好,胃口不佳,甚至精神萎靡等,说明运动量过大,应减少运动量。如果运动量太小,不能引起机体代谢的改变及运动能力的提高;相反运动量太大,乳酸积累,机体容易疲劳,也会抑制脂蛋白的代谢的酶活性,不能持久,容易半途而废。一般建议每日运动 1～2 次,每次 30～60 分钟。

(三)运动的注意事项

运动宜先从小剂量开始,并遵循循序渐进的原则,同时,运动必须持之以恒,才能保持运动效果,达到治疗目的。老年人、有心血管病及肥胖症患者要在监护下进行运动,以免发生运动意外。运动个体要在运动锻炼过程中定期监测血脂,运动、饮食控制和药物是治疗高脂血症的主要手段,在锻炼期间要注意三者的协调问题。既要饮食控制,又不能缺乏营养,保证足够的身体需要,同时也要注意及时调整药物剂量。

四、肥胖或超重

(一)康复运动对肥胖或超重的有益作用

运动增加能量消耗、提高安静状态下的机体代谢率;减少体脂,改善身体成分(与控制饮食减少瘦体重不同);改善脂代谢过程中酶的活性,降低极低密度脂蛋白

（VLDL）、总胆固醇（TC）、低密度脂蛋白（LDL）、甘油三酯（TG）和 ApoB，增加高密度脂蛋白（HDL）和 ApoA；运动调节肥胖基因的表达。

（二）运动处方

运动减肥主要以耐力性运动为主，辅助以力量性运动。

1. 耐力性运动　可根据肥胖者的体质和个人爱好选择运动项目。耐力性运动的方式有步行、慢跑、游泳、划船、骑自行车、球类运动等。各种运动均可增加脂肪的氧化，但只有长时间中低强度的有氧运动，脂肪供能比例最大，且中低强度的运动易被运动个体接受并坚持，所以要进行中低等强度长时间的运动，运动强度一般为最大心率的 60%～70%，一般每日 2 次，每次 30～60 分钟。

2. 力量性运动　主要是进行躯干和四肢大肌肉群的运动。肌肉负荷量是最大肌力的 60%～80%，反复 20～30 次。每 2～3 周加大运动量。

运动方案的前 1～2 个月为适应阶段，在此阶段应进行必要的检查及评价，确定方法和目标，培养运动和体力活动习惯，之后逐步增加运动量，经常检测体重，直到形成一定的热量负平衡及满意的减重速度。后来为减肥阶段，此阶段维持上一阶段的饮食量与运动量，维持一定的热量负平衡，定期检测体重、体脂，对运动量、饮食量作必要的调整，一般建议每个月减体重 1～2kg，持续时间大于 3 个月。然后为巩固阶段，在此阶段要求建立新的低能量水平的平衡，定期检测体重,适时对饮食量及运动量作必要的调整,此阶段应停止用药。

(三)运动的注意事项

运动前应先进行身体检查,尤其应注意有无心脑血管系统合并症,根据测定结果,结合个人的不同情况,制定运动处方。在运动的同时,要注意控制饮食,尤其要少食脂肪、糖类食物。药物减肥多有一定的副作用且停药后容易反弹,故不能用作主要减肥方法,如果饮食控制和运动锻炼两种措施减服效果不满意时,才考虑选用药物进行辅助治疗。重度肥胖者尽量减少负重的运动,为减轻下肢关节的负担,可进行坐位及卧位自行车或水中运动。为改善肌肉关节功能可做柔软体操及轻阻力练习。

附1:推荐的运动项目

(一)模拟跳绳

传统观念认为,跳绳对关节的冲击力很大。其实,跳绳不是高冲击运动,而是低冲击运动。跳绳时对膝关节的冲击力只相当于跑步的 $1/7 \sim 1/2$。一般不必跳得很高,脚跳离地面不应超过 3cm。跳绳有很多好处:可改善心脏状况,增强主要肌肉组织和膝关节周围小肌肉及韧带的强度,甚至可以改善这些部位已存在的问题;还可减轻骨质疏松,并增强协调性、灵活性、平衡感。跳绳不受条件限制,任何时间、地点都可进行。每分钟 $120 \sim 140$ 次的跳绳,30 分钟可消耗 $300 \sim 500$kcal($1cal = 4.184J$)热量,对保持体重和减肥有很好的作用。所谓"模拟"跳绳，就是在室内进行的类似跳绳运动。锻炼者手中并不拿绳，仅仅是模仿跳绳的动作，让身体运动起来，动作要领完全与跳绳一致。比较好的跳法是单脚交替跳动，而不是双脚同时起跳。这样不但跳动的频率高，而且两腿交替休息，可以跳动更长的时间。

刚开始练习时，跳 3～5 分钟即可，然后逐步增加，持续跳动半小时以上。

（二）哑铃操

人到中年，如果缺乏体育锻炼，多表现为肌肉松弛，特别是肩、腹、背部的肌力下降，皮下脂肪增多。哑铃操是有针对性地解决这些部位，特别是肩臂部肌力的很好的锻炼方法。

持哑铃进行健身锻炼，因不受场地和气候的影响，所以实用性强；由于哑铃操动作简单易学，而且锻炼效果显著，因此许多健身者都把它作为自己的一种主要健身方式，应用非常普遍。

哑铃的重量应该以一次可以连续举起 10～15 下为宜。当然刚开始做时的重量应该更轻一些，循序渐进，逐渐增加重量。

哑铃操可以根据自己的身体特点进行设计、组合。下面介绍几种主要的锻炼姿势：

1. 两手交替前平举　两脚开立，两手持哑铃直臂垂于体侧，拳心向后。然后两臂直臂交替向前平举至与肩平行。这个练习主要发展三角肌，特别是三角肌前部的肌力，同时也锻炼前臂肌群的力量。

　　注意事项：练习时身体要保持正直，不能因手臂用力而随之前后晃动。这一练习也可以做成两手同时前平举。

　　2. 直臂侧平举　两脚开立，两手持哑铃，两臂体侧垂直，拳眼向前。然后两臂直臂用力向两侧上举至与肩平行。这个练习主要发展三角肌。特别是外三角肌的力量。

　　注意事项：练习时上体始终保持直立。上举时肘部略微向前弯曲，当手的位置与肩齐平时稍停，还原的速度稍慢。

　　3. 俯立两臂侧平举　两脚左右分开宽于肩，上体前屈与下肢成直角，身体呈俯立状，两手握哑铃，两臂自然下垂，拳眼向前。然后两臂用力向侧平举至手部稍高于肩的位置。这个练习主要发展三角肌的力量。

　　注意事项：两臂用力侧举时，上体应保持直角，腰要绷紧，上体不能因手臂用力而上下摆动。

　　4. 仰卧侧绕举　仰卧长凳上，两手持哑铃，拳眼相对，两直臂置于体侧。然后两臂直臂经体前交叉往头后举起直至头后，然后两臂再经体前交叉还原。这个练习主要发展肩部肌群的力量，对胸大肌和背阔肌也有促进发展作用，还能增进肩关节的柔韧性。

　　注意事项：练习时动作节奏要稍缓，两手交叉时避免哑铃相撞。此动作也可两臂分开练习。

　　5. 两手弯举　坐在凳上，上体挺直，拳心向前，两上臂紧靠拢身体。然后两手臂同时用力使肘部弯曲，将哑铃举起至双肩下处。这一练习也可以采取站立姿势，用拳眼向前的方法进行练习。这两个练习主要发展肱肌和肱二头肌的力量。

注意事项：两臂用力要均匀，上体不能因手臂用力而前后晃动。

6. 直立交替推举　两脚开立，两手握哑铃，拳心相对，将哑铃提至肩际，然后两臂交替上举哑铃。也可两手同时推举。这个动作主要发展肱三头肌和三角肌的力量。

7. 仰卧飞鸟　仰卧，两手握哑铃，拳心相对，两手直臂置哑铃于胸上方。然后两臂略弯曲，将上举的哑铃往身体两侧拉下至与肩平，随即两手直臂将哑铃用力向上收拢至胸上。这个练习主要发展胸大肌的力量，对三角肌、背阔肌的发展也有效。

注意事项：将哑铃由上举向侧拉下时，应控制速度，避免突然拉下。用力上举哑铃时要避免两哑铃相撞。

8. 头后屈伸臂　站立。两脚间距离等肩宽。双手各持一哑铃，拳眼向前。双手举起哑铃至最高点，而后肘关节弯曲向后，将哑铃放置在肩后部。上臂后部（肱三头肌）用力，把哑铃举至最高点，全臂伸直。这个练习主要增强肱三头肌的力量。

注意事项：上身不要晃动。上举时手臂尽量伸直，向后下放哑铃时上臂保持不动，尽量放至最低点。此动作有一定的危险度，不推荐用较重哑铃操作。

（三）**拉力器的健身方法**

拉力器是经常出差人员坚持锻炼的一种实用的健身器械。它小巧，易于携带，可以替代哑铃做各种上肢及肩、胸部的锻炼。

弹簧拉力器由一对把柄和几根可以拆装的软弹簧组成。使用时，练习者可以按自己的需要，安装上适宜数量的软弹簧来确定重量。它是一种发展上肢及肩带部位肌肉力量效果很好的健身器械。

下面介绍几种拉力器健身方法：

1. 直臂扩胸拉　两脚开立，两手握牢拉力器两端，两臂伸直前平举。拉力器放在与肩同高位置，然后两臂用力做扩胸振臂，稍停后还原成两手前平举。这个练习主要发展斜方肌和三角肌的力量。

2. 双手侧平举　两脚开立，两脚掌踩住左右两副拉力器一端的手柄，两手臂下垂于体侧，两手握住拉力器另一端的手柄。然后两手同时用力，直臂向两侧平举。这个练习主要发展三角肌中束的力量。

注意事项：两手侧平举时，双手应举至比肩略高的位置，此时应稍停一下，然后再还原两臂至体侧。

3. 两臂前平举　两脚开立，两脚各踩一副拉力器一端的手柄，两手各握住一副拉力器另一端的手柄，两臂自然下垂于体前靠前位置。然后双手直臂用力向前平举。这个练习主要发展三角肌中后肌的力量。

注意事项：两臂用力向前平举时，两肘部可以略向外转，两手举至平于肩时应稍停，然后控制速度还原。

如果自己的力量不够大，以上两种姿势亦可采取坐位练习，使拉开的距离短一些。

4. 直立弯举　两脚开立，两脚掌踩住两副拉力器一端的把柄，两手各握住拉力器另一端把柄，拳心向上，两肘微屈。然后两臂用力弯举至两手与肩齐平。这个练习主要发展肱二头肌的力量。

注意事项：应始终保持上体正直姿势，不能前后摆动。整个动作应用快速的节奏完成。

注：2、3、4三种运动均可两侧分开练习。

5. 坐位内收：坐位，腿向前外侧伸直，脚蹬住拉力器一端的手柄，手持另一端手柄，略屈臂向对侧胸前拉，稍停后再还原。这个练习主要发展胸大肌、肱二头肌和前臂肌肉的力量。

（四）垫上运动

增强上身肌肉强度和耐久力最重要和最有效的方法之一，就是以体重作为阻力做运动。垫上运动是加强上肢及腹、背部的肌肉力量的有效锻炼方式之一。

1. 俯卧撑 一般人都知道如何去做俯卧撑，但往往因为双臂的力度不够而使动作变了形（如头胸部先被推起而臀腹部滞后），从而影响了锻炼效果。在这种情况下，可先手扶在凳子上或床边上推举，或以膝盖为支撑点推举，以减轻推举的重量。上臂力量较大者，可将脚部垫高，加大负重力度推举。根据年龄不同，通过锻炼，男性应当能一次连续做25～50个，女性应能做7～14个。

2. 仰卧屈身 是锻炼腹部肌肉的一种方法，一般称为仰卧起坐。其实练习时不应坐起。正确的仰卧屈身练习由以下三种姿势组成：

（1）仰卧屈身：面朝上平躺，双手掌指成杯状置于耳后。双脚并拢，平放在地板上，离臀部约15cm。膝盖弯曲，约呈45℃角。下身不动，使躯干上部朝膝盖方向上卷,直至感到肩胛已尽量离开地面。只有肩部抬起,背部不能抬起。感到腹部收紧,坚持一会儿,然后回到初始位置。两个动作间不要放松。

(2)交叉仰卧屈身:以仰卧屈身姿势面朝上平躺,双脚平放地上,双膝屈起,双脚分开约与胯同宽,掌指呈杯状置于耳后。抬起躯干,使肩和肩胛离开地面,但并不停住,而是微微扭身向左膝方向,坚持紧张状态几秒钟,然后回到初始位置。重复1次,不过这次扭身向右膝方向。两个动作间不要放松。

(3)侧仰卧屈身:面朝上平躺,膝部弯曲,双手掌指成杯状置于耳后。保持上身平躺,把双腿尽量侧向右侧,躯干下部侧卧。抬起躯干上部直至肩胛离开地面并使左肩部向左臀部靠近。注意使腹斜肌紧张并坚持屈身姿态几秒钟。然后回到初始位置并开始下一动作。在屈身之间不要放松,保持腹部紧张。在身体右侧完成一组动作后,转向左侧继续。

附2:健康行为口诀

若要慢病不上门,健康行为记在心。
合理膳食酒限饮,适量锻炼烟不沾,
心理平衡少生气,充足睡眠保平安。
膳食结构很重要,每天水果不可少,
脂肪含量要限制,米面蔬菜要为主。
两杯奶、一个蛋,高血脂者蛋减半,
只吃蛋清不吃黄,营养物质丢一旁,
豆类食物益健康,每天应有一二两,

植物日食十五种，

日常身体要健康，

俗话"是药三分毒"，

"食补强于用药补"，

清晨不宜强锻炼，

午后傍晚健身好，

有氧运动保健康，

时间30～60分，

设计方案很重要，

外加性格与条件，

每周五次去健身，

每日平均三十分，

每次锻炼量应足，

又增食欲又添重，

若要减肥起作用，

每天快走一小时，

运动可替部分药，

保护关节中老年，

游泳外加走平路，

职工应做工间操，

飞雁式、五点式，

晨起一杯温开水，

老人锻炼易拉伤，

摄入消耗要平衡，

"两大体、一精确"，

摄入消耗大体估，

免疫功能有保障。

不能靠药来帮忙，

常服肝肾功能伤。

传统经验再弘扬。

血稠压高天气寒，

心梗脑梗发病少。

两个标准心内藏，

最大心率六七成。

年龄体况考虑到，

经常坚持才有效。

三次最少属基本，

健康才能有保证。

消耗不足入歧途，

反把苦恼惹上身，

每次至少四十分。

心脏血管渐畅通。

肝肾负担可减轻。

登山爬楼宜避免，

心肺骨骼均锻炼。

腰背劳损可减少，

椎盘脱出不骚扰。

稀释血液防中风。

热身准备应注重。

关键因素要认清。

合理平衡易掌握，

每周称重不可误，

超重肥胖负平衡，控制饮食多运动。

以上要求均做到，健康长寿乐融融。

（李 筱）

参 考 文 献

王陇德. 掌握健康钥匙. 北京：人民卫生出版社，2006

第五章
脑卒中患者与脑卒中高危人群的膳食指导

第一节　平衡膳食与中国居民膳食指南

一、平衡膳食

（一）平衡膳食的概念

平衡膳食（balanced diet）也称为合理膳食，指膳食所提供的能量及营养素在数量上能满足不同生理条件、不同劳动条件下用膳者的要求，并且其中各种营养素之间比例适宜的膳食。合理营养是通过平衡膳食实现的。

（二）平衡膳食的基本要求

1. 膳食中供给的能量和各种营养素要充足适量　中国营养学会 2000 年公布的 DRIs（膳食营养素参考摄入量）中确定了不同人群膳食中能量和各种营养素的推荐摄入量和参考摄入量，可作为个体膳食营养素摄入量的目标。

2. 各种营养素之间的比例要平衡　各类食物的营养价值不同，任何一种天然食物都不能提供人体所需的全部营养素。因此，适宜的膳食必须由多种食物组成,各类食物在膳食中应占适当的比例,合理调配,组成平衡膳食。通常将食物分成五大类:谷薯类、肉禽蛋鱼奶类、大豆及其制品、蔬菜水果类、油脂类。这五大类食物均应按需适量摄取,在各类食物中应尽可能地选择不同的品种,以达到食物多样化和营养素供给平衡的目的。

3. 食物的烹调加工要合理,食物要清洁卫生　食物经过烹调加工,可以改善色、香、味等感官性状,同时促进营养成分分解,使其更容易被人体消化吸收。烹调加热还能杀灭食品中存在的有害微生物和寄生虫卵,提高食品的安全性。但烹调过程中也会造成某些营养素的破坏和损失,降低食物的营养价值。

食物烹调时营养素的损失虽然不能绝对避免,但有可能设法减少。减少营养素烹调损失的措施如:

(1)淘米时不要用力搓洗。煮饭时尽量不丢弃米汤。

(2)熬粥和制作面食时不要加碱。

(3)蔬菜应先洗后切,切好后要尽快烹调。炒菜时宜用急火快炒,现炒现吃,避免重复加热。

(4)烹调时加入适量淀粉,除了使汤汁浓厚外,对维生素 C 还有保护作用,可减少其氧化破坏。

(5)尽量用铁锅,避免使用铜制炊具。

4. 一日三餐制度要合理　各餐能量的分配要适应人体的生理状况和工作需要,三餐定时定量,比例合适。一般早、中、晚的能量分别占一日总能量的 30%、40%、30% 为宜。幼儿和中小学生可适当增加进餐次数。

二、中国居民的膳食指南基本原则

中国营养学会建议的我国居民膳食指南，以简明扼要的语言概括为以下 8 条：

1. 食物多样化，谷物为主，粗细搭配。
2. 多吃蔬菜、水果和薯类。
3. 每天吃奶类、大豆及其制品。
4. 常吃鱼、禽、瘦肉和鸡蛋，少吃肥肉和荤油。
5. 食物和体力活动要平衡，保持适宜体重。
6. 吃清淡少盐的膳食。
7. 如饮酒应限量。
8. 吃清洁卫生、不变质的食物。

三、中国居民平衡膳食宝塔

中国居民平衡膳食宝塔（图 5-1）是根据《中国居民膳食指南（2007）》结合中国居民的膳食结构特点设计的，它把平衡膳食的原则转化成各类食物的重量，并以直观的宝塔形式表现出来，便于群众理解和在日常生活中实行。

平衡膳食宝塔共分五层，包含我们每天应吃的主要食物种类。宝塔各层位置和面积不同，这在一定程度上反映出各类食物在膳食中的地位和应有的比重。把宝塔每一层的成分相加，基本等于一个人一天的食物用量。不要长期少一层，也不要某一层长时间食入过多，均衡就是健康。

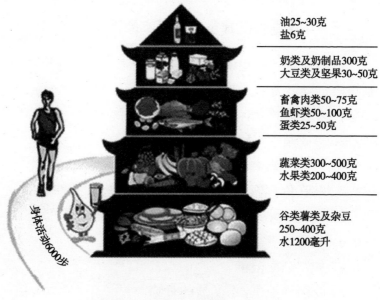

油25~30克
盐6克

奶类及奶制品300克
大豆类及坚果30~50克

畜禽肉类50~75克
鱼虾类50~100克
蛋类25~50克

蔬菜类300~500克
水果类200~400克

谷类薯类及杂豆
250~400克
水1200毫升

身体活动6000步

图 5-1　中国居民平衡膳食宝塔（2007）

第一层：谷薯类及杂豆 250～400g，水 1200ml。这一层主要提供碳水化合物和人类生存最重要的水。谷类食物指米和面做的精粮，也包括豆类、薯类这样的粗粮。最好做到每日粗粮、细粮各一半。杂豆中有一半是淀粉，可以代替部分主食，同时杂豆中有一些氨基酸，如赖氨酸，和谷物一起食用时可以弥补谷物中赖氨基酸的不足。这一层的食物一般都是作为主食，每日 250～400g（5～8 两），分三餐食用。1200ml 水不包括食物中的水。

第二层：蔬菜类 300～500g，水果类 200～400g。这一层主要提供维生素、矿物质和膳食纤维。蔬菜尽量选择绿叶菜，品种多样。豆腐、土豆、蘑菇等所含的营养成分与绿叶菜不同，不能等同于蔬菜。烹调蔬菜最好采用凉拌、清炒的方法。每天要多吃几种水果,达到总量4~8两。

第三层:畜禽肉类50~75g,鱼虾类50~100g,蛋类25~50g。这一层主要补充蛋白质、脂肪、磷脂。畜禽肉类尽量选择瘦肉,鸡鸭牛羊肉均可,每日1~2两,同时要吃鱼1~2两,鸡蛋1个,一个普通鸡蛋约50~60g,最好吃整蛋,一个鸡蛋黄里的胆固醇约200mg,高脂血症者每日食入胆固醇可以达到每日300mg。

第四层:奶类及奶制品300g,大豆类及豆制品30~50g。这一层主要补充蛋白质、矿物质和必需脂肪酸。大豆类食物不要吃得太多。坚果每日吃一些,但要适量。

第五层:油25~30g,盐6g。油最好选择橄榄油或茶籽油。减少油炸、油煎食品。

第二节　膳　食　处　方

一、编制原则

1. 保证营养平衡。

2. 根据当时、当地食品供应情况和用膳者的经济条件,尽可能选择多样食物进行调配。

3. 烹调方式应使食物具有良好的色、香、味,并且容易消化吸收,营养素损失较少。尽量适应用膳者的饮食习惯和特殊需要。

4. 根据用膳者的劳动和生活规律安排进餐的次数和时间。

二、编制步骤

（一）计算法

1. 确定管理对象全日能量供给量　能量是维持生命活动正常进行的基本保证。一般采用以下两种方法确定管理对象全日能量供给。

（1）能量需要量查表法：参照膳食营养素参考摄入量（DRIs）中能量的推荐摄入量（RNI），根据管理对象的年龄、性别、身高、现实体重、劳动强度等确定每日所需的总热量。例如办公室的男性职员按轻体力劳动计算，其能量供给量为 10.03MJ（2400kcal），中等体力活动的男性，每日所供给能量标准为 11.29MJ（2700kcal）

（2）能量需要量计算法

1）计算标准体重：标准体重（kg）= 身高（cm）−105

2）计算每日需要总热量：根据标准体重及工作性质每日每千克体重需要总热量按休息者 20～30kcal（1cal=4.184J）、轻体力劳动者 25～30kcal、中等体力劳动者 30～35kcal、重体力劳动者 35～40kcal 计算。

2. 计算三大营养素全日应提供的能量　能量的主要来源为蛋白质、脂肪和碳水化合物，为了维持人体健康，这三种营养素占总能量的比例应适宜。一般蛋白质占 10%～15%，脂肪占 20%～30%，碳水化合物占 55%～65%。

如某人每日能量需要量为 2700kcal，若三种产能营养素占总能量的比例分别为蛋白质占 15%、脂肪占 25%、碳水化合物占 60%。则各提供能量如下：

蛋白质：2700kcal×15%=405kcal

脂肪：2700kcal×25%=675kcal

碳水化合物：2700kcal×60%=1620kcal

3．计算三种能量营养素每日需要量　根据三大产能营养素的能量供给量计算系数，即 1g 蛋白质产生的能量为 4.0kcal，1g 脂肪产生的能量为 9.0kcal，1g 碳水化合物产生的能量为 4.0kcal，可算出三种能量营养素需要量如下：

蛋白质：405kcal÷4kcal=101g

脂肪：675kcal÷9kcal=75g

碳水化合物：1620kcal÷4kcal=405g

4．计算三种能量营养素每餐需要量　根据三餐的能量分配比例计算出三大营养素的每餐需要量。一般一日三餐的分配比例为：早餐占 30%，午餐占 40%，晚餐占 30%。则早、中晚三餐各需要摄入的三种能量营养素数量如下：

早餐：蛋白质　101g×30%=30g

脂肪　75g×30%=23g

碳水化合物　405g×30%=122g

中餐：蛋白质　101g×40%=40g

脂肪　75g×40%=30g

碳水化合物　405g×40%=162g

晚餐：蛋白质　101g×30%=30g

脂肪　75g×30%=23g

碳水化合物　405g×30%=122g

5．主、副食品种和数量的确定　已知三种能量营养素的需要量，根据食物成分表可以确定主食和副食的品种和数量。

（1）确定主食品种、数量：由于谷薯类是碳水化合物的主要来源，因此主食的品种、数量主要根据各类主食原料中碳水化合物的含量确定。如以北方的早餐为例，若以小米粥和馒头为主食，并分别提供 20% 和 80% 的碳水化合物，查食物成分表得知，每 100g 小米粥含碳水化合物 8.4g，每 100g 馒头含碳水化合物 44.2g，则

所需小米粥重量 =122g×20%÷（8.4/100）=290g

所需馒头的重量 =122g×80÷（44.2/100）=220g

（2）副食品种、数量的确定，计算步骤如下：

1）计算主食中含有的蛋白质重量；

2）用应摄入的蛋白质重量减去主食中蛋白质重量，即为副食应提供的蛋白质重量；

3）设定副食中蛋白质的 2/3 由动物性食物供给，1/3 由豆制品供给，据此可求出各自的蛋白质供给量；

4）查表并计算各类动物性食物及豆制品的供给量；

5）设计蔬菜的品种和数量；

6）确定纯能量食物的量。

6. 评价与调整食谱。

7. 制作营养餐。

（二）食物交换份法

食物交换份是将食物按照来源、性质分成 7 类（主食类、蔬菜类、肉蛋类、大豆类、奶类、水果类、油脂类），同类食物在一定重量内，所含的蛋白质、脂肪、碳水化合物和能量相似，我们把产生 90kcal 能量的食物重量作为

一个交换份。

　　一般粗略地把 25g 粮食、500g 蔬菜、200g 水果、50g 肉蛋鱼豆制品、160g 牛奶、10g 烹调油作为 1 份（表 5-1）。每 1 份食物交换份所含热量为 90kcal，这样食物之间可以相互替换，饮食安排上可以灵活机动，既可以使饮食种类丰富多彩，使管理对象享受正常人饮食的乐趣，又能保证合理营养。

表 5-1　热量为 90kcal 的 1 份食物交换份

食物	重量(g)	食物	重量(g)	食物	重量(g)
谷薯类	25	水果	200	蔬菜	500
大豆类	25	奶制品	160	肉蛋类	50
坚果类	15	油脂类	10	西瓜	500

　　利用食物交换份绘制膳食处方简单易行，易被非专业人员掌握。参照《慢性病社区综合防治系列丛书——糖尿病社区综合防治方案》，下面介绍简易膳食计算六步法（图 5-2）。

　　利用食物交换份制定膳食处方示例：

　　患者男性，60 岁。办公室工作（轻体力劳动），身高 170cm，男性现体重 70kg，患糖尿病 10 年。

　　经查表和计算，患者 BMI=24.22，属超重型，轻体力劳动。

　　标准体重 =170−105=65kg。

　　全日热量：25kcal/kg×65kg=1625kcal

　　食物份数：1625kcal÷90kcal/ 份 =18 份

　　营养素分配份数：碳水化合物 18×60% =10.8 份，蛋白质 18×20%=3.6 份，脂肪 18×20%=3.6 份。

开始：记录患者基础信息

患者姓名：_____

性别：男□ 女□

年龄：_____(岁)

身高：_____(cm)

体重：_____(kg)

第一步：计算体重指数(BMI),并评价体型

BMI=体重(kg)_ ÷身高(m)^2____ = _____

BMI范围	评价
BMI<18.5	体重过低
18.5≤BMI<24	正常
24≤BMI<28	超重
BMI≥28	肥胖

第二步：评价每公斤体重热量

体重分类	卧床	轻体力	中体力	重体力
肥胖/超重	15	20~25	30	35
正常	15~20	25~30	35	40
体重过低	20~25	35	40	40~50

第三步：计算理想体重、总热量和总份数

理想体重=实际体重___ -105= _____(kg)

总热量=理想体重(kg)___ ×每公斤体重热量= _____(千卡)

总份数=总热量___ ÷90千卡≈ _____份

第四步：计算营养素分配份数

- 碳水化合物份数=总份数___ ×60%≈_____ 份
- 蛋白质份数=总份数___ ×20%≈_____ 份
- 脂肪份数=总份数___ ×20%≈_____ 份

第五步：计算各类食物分配份数

1. 谷薯类：碳水化合物份数_____ -蔬菜份数1 -水果份数1 =_____份
2. 蔬菜类：1份
3. 水果类：1份
4. 豆乳类：2份
5. 提供蛋白质的瘦肉/鱼肉/蛋类：蛋白质份数_____ -豆乳类份数2 =_____份
6. 油脂类：2份
7. 提供脂肪的瘦肉/鱼肉/蛋类：脂肪份数_____ -油脂类份数2 =_____份
8. 总瘦肉/鱼肉/蛋类：第5类份数_____ +第7类份数_____ =_____份

第六步：计算热量餐次分配份数

- 早餐份数：总份数_____ ×1/5≈_____份
- 午餐份数：总份数_____ ×2/5≈_____份
- 晚餐份数：总份数_____ ×2/5≈_____份

图5-2 简易膳食计算六步法

编制食谱举例：

早餐：无糖牛奶250ml，馒头40g，麻油拌胡萝卜丝100g。

午餐：米饭（大米50g），青椒炒肉（青椒150g，猪瘦肉50g），木耳扒菜心（木耳25g，白菜心150g）。

晚餐：小米粥（小米25g），玉米面窝头25g，熘虾仁（胡萝卜丁、黄瓜丁各75g，虾仁70g），熘青笋片200g。

等量食物交换份见表5-2～表5-8。

表5-2　等量食物交换份——主食

食品	重量(g)	食品	重量(g)
大米、小米、糯米、薏米	25	绿豆、红豆、芸豆、干豌豆	25
高粱米、玉米渣	25	咸面包、窝头	35
干粉条、干莲子	25	荞麦面、苦荞面	25
面粉、米粉、玉米面	25	各种挂面、龙须面	25
油条、油饼、苏打饼	25	马铃薯	100
混合面	25	通心粉	100
烧饼、烙饼、馒头	35	湿粉皮	150
燕麦片、莜麦面	25	鲜玉米	100

注：每份谷薯类提供蛋白质2g，碳水化合物20g，热量90kcal

表5-3　等量食物交换份——蔬菜

食品	重量(g)	食品	重量(g)
大白菜、圆白菜、菠菜	500	白萝卜、青椒、茭白、冬笋	400
韭菜、茴香、茼蒿	500	倭瓜、南瓜、花菜	350
芹菜、莴苣、油菜	500	扁豆、洋葱、蒜苗	250
葫芦、西红柿、冬瓜、苦菜	500	胡萝卜	200
黄瓜、茄子、丝瓜	500	山药、荸荠、藕	150
芥蓝菜、瓢菜	500	次菇、芋头	100
苋菜、雪里蕻	500	毛豆、鲜豌豆	70
绿豆芽、鲜蘑菇	500	百合	50

注：每份蔬菜类提供蛋白质5g，碳水化合物17g，热量90kcal

表5-4　等量食物交换份——水果

食品	重量（g）	食品	重量（g）
柿、香蕉、鲜荔枝	150	李子、杏	200
梨、桃、苹果（带皮）	200	葡萄（带皮）	200
橘子、橙子、柚子	200	草莓	300
猕猴桃（带皮）	200	西瓜	500

注：每份水果类提供蛋白质1g、碳水化合物21g、热量90kcal

表5-5　等量食物交换份——大豆

食品	重量（g）	食品	重量（g）
腐竹	20	北豆腐	100
大豆	25	南豆腐	150
大豆粉	25	豆浆（黄豆重量1份，加	400
豆腐丝、豆腐干	50	重量8份磨浆）	
油豆腐	30		

注：每份大豆类提供蛋白质9g、脂肪4g、碳水化合物4g，热量90kcal

表5-6　等量食物交换份——肉蛋类

食品	重量（g）	食品	重量（g）
熟火腿、香肠	20	鸡蛋（1大个带壳）	60
猪肉	25	鸭蛋、松花蛋（1大个带壳）	60
熟叉烧肉（无糖）、午餐肉	35	鹌鹑蛋（6个带壳）	60
瘦猪、牛、羊肉	50	鸡蛋清	150
带骨排骨	50	带鱼	80
鸭肉	50	草鱼、鲤鱼、甲鱼、比目鱼	80
鹅肉	50	大黄鱼、鳝鱼、黑鲢、鲫鱼	100
兔肉	100	虾、清虾、鲜贝	100
熟酱牛肉、熟酱鸭	35	蟹肉、水浸鱿鱼	100
鸡蛋粉	15	水浸海参	350

注：每份肉蛋类提供蛋白质9g、脂肪6g，热量90kcal

表5-7　等量食物交换份——奶制品类

食品	重量（g）	食品	重量（g）
奶粉	20	牛奶	160
脱脂奶粉	25	羊奶	160
奶酪	25	无糖酸奶	130

注：每份奶制品类提供蛋白质 5g、脂肪 5g、碳水化合物 6g，热量 90kcal

表5-8　等量食物交换份——油脂类

食品	重量（g）	食品	重量（g）
花生油、香油（1汤勺）	10	猪油	10
玉米油、菜籽油（1汤勺）	10	牛油	10
豆油（1汤勺）	10	羊油	10
红花油（1汤勺）	10	黄油	10
核桃、杏仁、花生米	15	葵花子（带壳）	25
花生米	15	西瓜子（带壳）	40

注：每份油脂类提供脂肪 10g，热量 90kcal

第三节　脑卒中患者的膳食指导

一、根据患者的活动能力决定给予的总能量

卧床患者每日需要总能量＝标准体重×（15～20）kcal。肥胖者按低值计算，消瘦者按高值计算。

无论患者的现实体重如何，一定要按标准体重计算能量，标准体重＝患者的身高−105

下地活动的患者每日需要总能量＝标准体重×（25～30）kcal。

每日参加一般的体育锻炼的患者每日需要总能量＝

标准体重×（35～40）kcal。

在计算每日摄入总能量时，男性患者要>1400kcal，女性患者要>1300kcal，这是人体基础代谢所需的能量，如果低于此卡数，将会出现营养不良。

二、了解患者的吞咽能力

1. 如果患者能够进食普食，则严格遵循膳食宝塔的平衡原则，定时定量，品种多样。

2. 如果患者咀嚼能力差，可以进食软食或半流食。需要注意的是，患者的咀嚼能力差不等于消化能力差，所以还是尽量按照膳食宝塔的饮食原则摄取各种食物，只是在加工过程中制作方法要适当，达到易咀嚼的效果。由于软食中的营养浓度相对较低，最好增加每日进餐的次数。

3. 如果患者饮水呛咳，要及时、果断地下鼻饲管，将每日所需的食物用搅碎机搅碎，分次推入鼻饲管内，每一次推200ml，动作缓慢，每3小时重复1次，每日6～7次，在推入鼻饲液前后都要用温水冲管。教会患者家属自制鼻饲液，基本方法是将膳食金字塔中每一层的食物各取一些，在搅碎机中打成匀浆，要随吃随做。每一次要把容器洗净、消毒干净，食物要新鲜。除了要注意食物的营养成分外，鼻饲时还要注意速度、温度、浓度，如果患者呕吐，可能是推入速度过快，也可能是食物不耐受。温度要和人体温度差不多。浓度太浓，可能会堵塞鼻饲管；太稀，会影响鼻饲液中营养素的含量。推入鼻饲液时患者应取坐位或半卧位。24小时之内未用完的鼻饲液应弃掉。

举例：匀浆膳配方（表 5-9）。

表 5-9　1000ml 匀浆膳配方及能量和蛋白质含量

食物	用量（g）	蛋白质（g）	能量（kcal）
牛奶	400	12.0	216
豆腐	50	6.0	49
鸡蛋	50	6.4	78
猪肝	50	10.0	65
胡萝卜	100	1.0	43
米饭	50	4.0	175
植物油	10		90
盐	2		
加水	300ml		
合计		39	716

三、针对危险因素调节饮食

（一）伴有高血压的脑卒中患者膳食指导原则

1. 限制总能量　对于肥胖者和高脂血症患者要控制总能量，让患者的体重逐渐转向标准体重。

2. 适量蛋白质摄入　每日 1g/kg，其中一半为动物蛋白，选用鱼、鸡肉、牛肉、羊肉、瘦猪肉、牛奶、鸡蛋等。不要拒绝动物蛋白，但要控制动物脂肪，限制饱和脂肪酸。

3. 控制烹调油的摄入　烹调油要控制在每天 25～30g。尽量选择橄榄油和茶籽油。

4. 控制钠盐的摄入　每天 2～3g。不要吃咸菜、腌制食物、甜面酱、酱豆腐、咸肉、腊肠。尽量少放酱油、少喝汤。高血压患者最好减少吃热汤面、炸酱面、盖浇饭的次数和量，以防食入太多的盐。炒菜时最后放盐，或者吃菜的时候再放盐。

5. 主食　仍以粗细搭配为原则。

6. 多选择高钾的食物　如蘑菇、豆制品、马铃薯、南瓜、杏干、葡萄干、杏、香蕉、哈密瓜、樱桃、山楂、芒果、橘子、木瓜、海带、红薯、蔬菜类（尤其是红苋菜、绿苋菜、空心菜含量高）等。

7. 补钙　每日补充钙 1000mg。钙的含量与血压成反比，补钙有降血压的功效，含钙高的食物有牛奶、酸奶、虾皮、芝麻、海带等。

8. 多吃水果和蔬菜　增加维生素 C 和 B 族维生素的摄入量。

（二）伴有高脂血症的脑卒中患者的膳食指导原则

1. 首先要明确是哪种血脂高。甘油三酯高提示患者总能量摄入大于消耗，可能与吃油脂性食物有关，也可能与吃碳水化合物较多有关，还可能与运动量太少有关。低密度脂蛋白胆固醇增高与动脉硬化有关，尤其是氧化性低密度脂蛋白胆固醇容易被吞噬细胞所捕获，形成血管壁的泡沫细胞。

2. 高脂血症的患者食入的胆固醇不要超过 300mg。蛋黄中除含胆固醇外，卵磷脂含量也很丰富，卵磷脂能使胆固醇和脂肪的颗粒变小，易于组织利用，从而阻止胆固醇和脂肪在血管壁上的沉积。所以高脂血症患者容许每日吃 1 个鸡蛋。

3. 高脂血症的患者减少食物中的饱和脂肪酸，增加多不饱和脂肪酸。

4．保证蛋白质的摄入，饮用脱脂牛奶。鱼类食物中蛋白质为优质蛋白，胆固醇较低，可以多选择。

5．控制总热量，使患者的体重向标准体重靠拢。

6．碳水化合物摄入要适量，减少简单糖的摄入，包括蔗糖、糊精等。水果中的糖为果糖，可以适量摄入。

（三）伴有尿酸高的脑卒中患者的膳食指导原则

1．保持适宜体重，肥胖患者要减肥，每周减体重0.5～1.0kg。

2．多吃蔬菜水果，多选择绿叶菜。

3．避免饮酒。

4．多饮水，每日达到2000～3000ml。

5．避免高嘌呤食物，如豆制品、肉汤、海鲜、动物内脏等。可以进食瘦肉，以保证蛋白质的摄入，但加工过程要注意：先将新鲜的瘦肉在清水中稍煮一下，将肉水弃掉，用焯过的瘦肉炒菜。

（四）伴有同型半胱氨酸增高的脑卒中患者的膳食指导原则

同型半胱氨酸增高是脑卒中危险因素之一。同型半胱氨酸增高往往与体内缺乏叶酸、维生素 B_6、维生素 B_{12} 有关，所以这类患者一定要多吃绿叶菜，由于维生素 B_{12} 是从动物蛋白中产生的，故患者应该吃适量动物蛋白。

（五）伴有糖尿病的脑卒中患者的膳食指导原则

1．合理控制总热量。

2．平衡膳食，平衡膳食中每一层的食物都不可缺少。

3. 碳水化合物要占总能量的 55%~60%，主食中要减少升糖指数（GI）高的食物，多选择低和中 GI 值的食品（表 5-10）。减少简单糖的摄入，例如蔗糖、乳糖。由于米粥中糊精较多，吸收快，会迅速升高血糖，造成血糖不稳定，糖尿病患者要慎重。如果想吃高升糖指数的食物，最好和蔬菜、肉类食物一起吃，这样会降低 GI 值，以降低餐后血糖。

4. 减少脂肪摄入，但要保证优质蛋白的摄入。蛋白质要保证在 0.8~1.2g/kg，其中一半为动物蛋白。牛奶尽量选择脱脂奶，肉类食物中不要吃肥肉，不要油炸和油煎食品。因为汤中会有较多的油，最好不要喝鸡汤、鸭汤、骨头汤。鸡蛋每日 1 个，或隔日 1 个，不能只吃蛋清，不吃蛋黄，否则会影响磷脂和许多重要营养素的摄取。

5. 增加膳食纤维的摄入，患者要多吃蔬菜，保证每日膳食纤维>30g。

6. 糖尿病患者每日用盐<6g，如果伴有高血压，要每日<3g。

7. 定时定量，少吃多餐。尽量减少在外用餐。

8. 要劝说糖尿病患者戒酒。

附：血糖生成指数（GI）

血糖生成指数（GI）是评价食物引起血糖反应的一个生理指标，能真实反映机体对食物中碳水化合物的利用强度和食物摄入后对血糖的影响。以 50g 碳水化合物与 50g 葡萄糖在 2 小时内血糖曲线下面积的百分

比，作为该食物的血糖生成指数。一般认为：①>75 为
高 GI；② 55～75 之间为中等 GI；③<55 为低 GI 食物
（表 5-10）。

表 5-10　不同食物的血糖生成指数（GI）

食物	GI	食物	GI	食物	GI
葡萄糖	100.0	马铃薯（煮）	66.4	苹果	36.0
白米饭	83.2	马铃薯泥	73.0	梨	36.0
馒头（富强粉）	88.1	甘薯（红，煮）	76.7	香蕉	52. 0
棍子面包	90.0	荞麦	54.0	鲜桃	28.0
面条（小麦粉）	81.6	山药	51.0	葡萄干	64.0
白米粥	69.4	芋头（蒸）	47.7	菠萝	66.0
小米粥	61.5	甜玉米（煮）	55.0	西瓜	72.0
白面包	87.9	南瓜	75.0	扁豆	38.0
小麦饼干	70.0	玉米面粥	50.9	牛奶	27.6

（引自：中国疾病预防控制中心营养与食品安全所，杨月欣，王光亚，潘兴昌 . 中
国食物成分表 . 第 2 版 . 北京：北京大学医学出版社，2009）

高 GI 值的食物，进入胃肠后吸收快、消化快，血糖
吸收峰值高；低 GI 值的食物在胃肠道停留时间长、吸收
速度慢、葡萄糖吸收入血后血糖峰值低、下降速度慢。
糖尿病患者、高脂血症患者、肥胖患者最好选择低 GI 值
的食物，适量选择中 GI 值食物。

从表 5-10 中可以看出，凡是精米、精面所做出的食
物大都属于高 GI，水果大部分属于低 GI。西瓜含水量
大，如果不是一次吃很多的话，一般升血糖的幅度不会
很高。肉类、牛奶、鸡蛋、蔬菜含碳水化合物很低，所以
都属于低 GI 食品。

影响食物血糖生成指数的因素有：

1. 食物中的碳水化合物含量　碳水化合物含量愈高则 GI 数愈高,如米饭、馒头。

2. 膳食纤维含量　纤维素含量愈高 GI 愈低,如蔬菜、糙米。

3. 食物成熟度　食物愈成熟 GI 愈高,如熟透的水果比未熟的水果 GI 高。

4. 加工方法　食物的烹调加工过程中,会对血糖生成指数产生影响,如淀粉糊化程度,在加工过程中,淀粉颗粒在水和热的作用下,有不同程度的膨胀,有些淀粉颗粒甚至破裂并分解,变得很容易消化,如煮粥时间越长,血糖生成指数越高,对血糖影响越大;又如颗粒大小也会对其产生影响,食物颗粒越小,越容易被水解吸收,其血糖生成指数也越高,故食物不宜太精细。

5. 蛋白质、脂肪含量　蛋白质、脂肪含量较高的食物,GI 相对较低。如花生、肉类。虽然这些食品血糖生成指数较低,但由于食入后产生热量较高,所以还是要控制食用。

第四节　合理膳食中的误区举例

当前许多人已认识到合理饮食对自身的健康十分重要,不少人也已采取很多办法改善自己的健康状况,但由于以往我们对科学保健知识宣传不够,群众往往是自发地采取保健行为,因而部分人进入了保健误区,使得所付出的努力事与愿违,有些甚至得不偿失。因此,要取得较好的保健效果,首先必须纠正当前保健中的常见误区。下面对膳食安排中的几种常见误区进行分析,并说明其错误的原因。

一、补钙越多越好

人到中年(40岁或更早一些)骨钙开始丢失,每年丢失全身骨钙量的0.7%～1.0%。到65岁,丢失全身骨钙量女性约35%～50%,男性约30%～36%。中国人饮食内钙的摄入量不足,平均每日仅389mg左右(正常人每日需摄入800mg),尚缺400mg。补够即可,多补无益。

牛奶是补钙佳品。牛奶中钙的含量很高,每100ml牛奶含钙114mg,且其钙磷含量比例适宜人体吸收(钙磷比例2:1最好吸收,母乳最接近,为2.3:1;其次为牛奶1.4:1;羊奶最差,为0.84:1)。如每天能喝400ml牛奶,则摄入不足的钙量正好补上。一部分人因体内缺乏乳糖分解酶,对牛奶不耐受。这部分人可饮用酸奶,因其中的乳糖已被发酵分解,不会再引起腹胀、肠鸣的问题,且钙的含量仍然充足。

绝经期后的妇女雌激素水平低,影响钙的吸收。对这些妇女一度曾使用雌激素替代疗法。但研究发现,使用此疗法的妇女,心血管病发病率增加29%,脑卒中增加41%,乳腺癌增加26%。豆类食品中的异黄酮有类似雌激素的作用,可以促进钙的吸收。因此,建议中老年人,尤其是女同志每日应吃50～100g(1～2两)豆类食品。

二、体重越低越好

肥胖按体型一般分为两种类型:苹果型(腹部大,四肢则较细）和梨型（臀部大、下肢粗）肥胖。一些研究表明，苹果型肥胖，也就是腹部集中大量脂肪者，患心脑血管慢性病、糖尿病的危险性高。俗话说"千金难买老来瘦"，说明群众从长期的实践经验中，已明确认识到肥胖对身体的损害。这里所说的"瘦"指体重在正常标准范围内，不能过瘦。正所谓"物极必反"，过瘦对身体也有明显损害，如易骨折等。

体质指数在 24～28 之间者，每日摄入与消耗能量的平衡应为负 100～500kcal；体质指数>28 者应为负 300～600kcal。

超重的糖尿病患者适当降低体重非常重要。糖尿病患者的体重不应超过标准体重的 20%，肥胖者至少应减少其体重的 5%～10%。降低体重后胰岛素的敏感性可显著提高。如不将减轻体重作为首要措施，单靠药物治疗，达不到满意的疗效。已明确诊断的糖尿病患者则应比较准确地测算自己每日的食物摄入量。

三、鸡蛋内含有大量胆固醇，中老年人不宜食用

人体每日要有大量的细胞死亡和新生。以血液中红细胞为例，成人体内约有 25 万亿个红细胞，每天要更新 0.8%。组成这些新生红细胞的细胞膜，需要一定量的胆固醇。胆固醇是生物膜（细胞膜、神经鞘膜等）的重要组成部分；是合成肾上腺素、性激素的主要原料并参与维生素 D 的合成。因此，胆固醇具有十分重要的生理作用。正常成人每日约需胆固醇 1.1g，才能满足维持上述功能的需要。

目前，国内外普遍认为，每日胆固醇的摄入量以不超过 300mg 为宜。

鸡蛋内虽然胆固醇的含量较高，但它也含有许多人体必需的营养成分，如优质蛋白、多种维生素、矿物质，还含有具有重要生理功能的卵磷脂。卵磷脂内含有合成神经活动传递物质的原料，对维持记忆力、思维和分析能力有重要作用，而这些重要的能力恰恰是中老年人非常必需的。以上重要成分，绝大部分都存在于蛋黄内。因此，不吃鸡蛋或只吃蛋清不吃蛋黄的做法是"因噎废食"，不利于身体健康。

建议健康人每天吃 1 个鸡蛋；低密度脂蛋白高、患糖尿病、心血管病者每 2 天吃 1 个鸡蛋。

四、水果是零食，可吃可不吃

水果含有人体必需而又不能自身合成的矿物质，具有强抗氧化作用、防止细胞衰老的维生素以及可以明显降低血液中胆固醇浓度的可溶性纤维——果胶等，对人体健康十分有益。但中国人，特别是男性，经常吃水果者的比例很低。

那么，服用市售维生素制剂是否可起到相同作用？对此，营养免疫学专家的解释是：天然植物中的维生素并不是单独起作用，而是与其他维生素和营养素相互联合一起工作。一种维生素补充的过多或不足，均会影响和削弱其他营养素或维生素的作用。由于化学合成的维生素是与其他维生素和营养素分离的，复方的各成分间的比例也与天然的不尽相同，所以他们不能产生与天然物质中所含的维生素一样的功效。

综上所述，在日常生活中，水果应作为每日膳食的重要组成部分，绝不是可有可无的东西。对一般人群来说，维生素制剂决不能也不应当代替日常对水果、蔬菜的进食。另外，过多地服用维生素制剂还可能引致一些副作用。

五、植物油多吃点没关系

造成肥胖的主要原因之一是营养过剩，摄入热量过多。许多人知道不能多吃肉，却忽略了过多食用植物油造成的问题。其实，相同重量的植物油所提供的热量高于猪肉1倍多，是圆白菜的40倍（表5-11）。

表5-11   几种食物提供的热量比较（每100g）

种类	热量（kcal）	种类	热量（kcal）
植物油	899	苹果	52
猪肉	395	圆白菜	22
鳗鱼	181		

有专家做过测算，如每天多摄入5g（1/10两）油而不被消耗掉，10年后则多长10kg，平均每年多长1kg。

中国营养学会推荐的居民平衡膳食宝塔中油脂类在最顶层，每天每人不应超过25g（半两）。据北京市调查，北京居民平均每天食用植物油83g，大大超过了推荐的摄入量。按此统计，北京的居民每天从植物油中多摄入500kcal的热量，而要消耗掉这500kcal的热量，每天必须快走 1.5 小时或慢跑 1 小时。否则，这些多余的热量就会变为脂肪储存起来，引致肥胖。

（夏　萌　吕少丽）

参 考 文 献

王陇德. 掌握健康钥匙. 北京：人民卫生出版社，2006

第六章
脑卒中患者与脑卒中高危人群的压力和情绪管理

第一节　心理压力和情绪状态概述

压力（stress）也叫应激，是身体对任何需要调整的需求所做出的非特异反应，比如各种威胁、挑战或任何形式的需要身体进行适应性的改变。而情绪是压力的起始表现，在挫折、逆境、不能掌控的情况等刺激下，开始只是紧张、生气或担心，随着压力的不断上升可表现出兴奋、焦虑、担忧、恐惧、易怒、不耐烦等。情绪可分为两类：一类是愉快或积极的情绪，这种情绪使人保持心理的健康，乐观而积极，交感 - 副交感神经以及内分泌系统活动平衡，各种生理功能协调。另一类是不愉快、消极的情绪，如焦虑、神经质、抑郁、生气、挫败感、担忧、恐惧、易怒、不耐烦。

压力产生包括两个条件，压力源的作用和应激反应。

压力源：指产生压力的原因，压力来源可分为外部原因和内部原因。外部原因包括：物理环境（如噪声、热、空间限制、强光等）；社会因素（如他人交往的无礼或跋扈；规则、制度、规定等）；主要生活事件（如亲人亡故、婚姻失败、失业、经常争论等)。内部原因包括：生活方式(如咖啡因、没有充足的睡眠、超负荷的时间安排等)；消极的思想(如悲观的想法、自责等)；极端的思想(如不切实际的期望、独立行事、全或无的想法、夸大、固执等)；个性特征(如 A 型行为、完美主义、工作狂等)。

应激反应是由于压力源的作用使机体产生的战斗或逃逸反应，表现为肌张力增加、心跳增强、血压升高、神经兴奋型增加、唾液分泌减少、呼吸频率改变、汗液分泌增加、胃酸减少、尿液增加、脑电波改变，并升高血糖、胆固醇及甾族类物质，促使我们迅速采取行动。如果这种反应持续存在而不能减缓则会长期处于压力状态，产生身心疾病。

疾病作为一种负性的生活事件，是产生心理压力和情绪变化的重要原因。脑卒中后患者往往在肢体、认知、语言等方面存在不同程度的障碍，容易产生特殊的心理反应，比如急躁、恐惧、愤懑、悲观、过分敏感，严重者产生焦虑或抑郁等情绪障碍。研究显示脑卒中患者抑郁发生率约为 20%～60%，而抑郁使脑卒中患者病死率进一步升高。脑卒中患者还同时存在产生心理压力的因素，饱受各种心理压力的困扰。对脑卒中患者进行心理和情绪管理可大大改善患者的生活质量，提高生存率。

第二节　心理和情绪管理的基本步骤

行为改变的基本步骤包括五个方面，缓解心理压力的指导也遵循这个基本步骤，包括询问、评价、建议、帮助和随访。每一部分的信息对指导下一步工作都具有重要意义。

一、询问

询问或者让患者倾诉是压力管理的第一步,是综合收集信息的重要过程。倾诉一方面是患者减轻心理压力的重要方式,同时也是疾病管理者获得信息的重要途径,依据患者提供的信息,判断患者是否存在心理压力,压力源是什么。下面是疾病管理者经常询问的一些关键问题。

1. 躯体症状　心理压力常导致自主神经功能失调,表现为胸痛、胸闷、气急、心动过速伴肢体发麻、出汗、发抖、头晕、恶心、失眠。

2. 常见的情绪表现　疲劳、精力减退、情绪低落气急、甚至有绝望感。

3. 睡眠问题　失眠、入睡困难,或睡眠浅、易惊醒多梦、早醒及睡眠感缺失。

4. 兴趣爱好　心理压力导致兴趣和爱好的改变。

5. 重大生活事件的存在(积极的或消极的)。

6. 对生活的满意程度。

7. 每天的活动和体育锻炼。

8. 恢复精力的方法。

9. 社会支持系统。

10. 对收入情况的自信程度。

二、问题评估

详细列出以上问题的阳性信息,阳性信息的数目越多,存在心理问题的可能性越大,上述问题2~6中任何一个为阳性,均提示患者可能存在心理问题,可进行下一步评估。由于抑郁和焦虑是心理压力导致的最常见的较严重的心理问题,可能需要药物治疗,因此需要及时发现可能的焦虑和抑郁患者。

对于可能存在心理压力的患者,首先评估患者是否存在抑郁或焦虑情绪。抑郁和焦虑的检出可根据临床表现也可依据评估量表。需要说明的是,我们评估的目的是检出可疑的抑郁患者或焦虑患者,而不是要确诊抑郁或焦虑患者。心理压力的评估可适用于任何人,尤其是自觉心理压力者、近期存在重大生活事件者、A 型性格者及完美主义者。

(一)抑郁患者信息评估和检出

1. 抑郁的主要表现 抑郁主要表现在情绪、兴趣爱好、精神运动的改变。躯体症状不是诊断抑郁的主要依据。如果就诊患者主诉为躯体表现,一定要询问患者情绪爱好等方面的变化。

如果患者存在以下任何一种情况,均可能提示患者存在抑郁倾向,如果能说明曾经发生的重大事件,则增加抑郁的可能性,需要进行抑郁情绪评价。

(1)情绪障碍:患者心境不良,情绪消沉,或焦虑、烦躁、坐立不安。

(2)兴趣爱好:对日常活动丧失兴趣,丧失愉快感,整日愁眉苦脸,忧心忡忡。

(3)精神运动:精力减退,常常感到持续性疲乏,语言减少,行动缓慢,淡漠亲情。

（4）睡眠障碍：失眠严重，入睡困难，噩梦易醒。

（5）自我评价：抑郁患者自我评价低，缺乏信心，可存在自杀倾向。

（6）活动和运动减少甚至不运动。

2. 辅助筛查工具　见表6-1。

表6-1　医院抑郁情绪自评表

问题	回答	评分
1. 我对以往感兴趣的事情还是有兴趣	肯定一样	0
	不像以前那样多	1
	只有一点儿	2
	基本上没有了	3
2. 我能够哈哈大笑，并看到事物好的一面	我经常这样	0
	现在已经不大这样了	1
	现在肯定不是太多了	2
	根本没有	3
3. 我感到愉快	根本没有	3
	并不经常	2
	有时	1
	大多数时候	0
4. 我对自己的仪容(打扮自己)失去兴趣	肯定	3
	并不像我应该做到的那样关心	2
	我可能不是非常关心	1
	我仍像以往一样关心	0
5. 我对一切都是乐观地向前看	差不多是这样做的	0
	并不完全是这样做的	1
	很少这样做	2
	几乎从来不这样做	3
6. 我好像感到情绪在渐渐低落	几乎所有的时间	3
	很经常	2
	有时	1
	根本没有	0

问题	回答	评分
7. 我能欣赏一本好书或一项好的广播或电视节目	常常	0
	有时	1
	并非经常	2
	很少	3

评估结果的解释：具有抑郁情绪反应，总评分 11 分以上，说明有严重的抑郁情绪，需要提供心理帮助，以及服药治疗，可转入专科医院。具有抑郁情绪反应，但总分 8～10 分，可提供心理帮助

（二）焦虑患者信息评估及检出

1. 临床表现　焦虑症的临床症状主要包括以下几方面，重大事件往往是诱发原因，提示可能存在焦虑情绪，需要进行进一步评估。

（1）与处境不相称的紧张不安、恐惧惊慌的情绪。

（2）反复出现的惊恐发作，伴濒死感、窒息感或失控感。典型表现是患者在日常生活中，突然出现强烈的恐惧感，惊恐万分，似乎死亡即将来临，或即将失去理智而惊叫。

（3）精神运动性不安：常有恐慌的预感，终日心烦意乱，坐卧不宁，忧心忡忡，好像不幸即将来临。注意力难以集中，记忆力减退，对周围事物缺乏兴趣。

（4）伴有躯体不适感的自主神经功能障碍：自主神经功能亢进症状，如心悸、胸闷、气急、多汗、口干、胃部不适、恶心、腹痛、腹泻、尿频、早泄、月经紊乱、头痛、肌肉酸痛、乏力等。

2. 辅助筛查工具　见表 6-2。

表6-2　医院焦虑情绪自评表

问题	回答	评分
1. 我感到紧张（或痛苦）	几乎所有时候	3
	大多数时候	2
	有时	1
	根本没有	0
2. 我感到有点害怕，好像预感到有什么可怕的事情要发生	非常肯定和十分严重	3
	是有，但并不严重	2
	有一点，但并不使我苦恼	1
	根本没有	0
3. 我的心中充满烦恼	大多数时间	3
	常常如此	2
	有时，但并不经常	1
	偶尔如此	0
4. 我能够安闲而轻松地坐着	肯定	0
	经常	1
	并不经常	2
	根本没有	3
5. 我有点坐立不安，好像感到非要活动不可	确实非常多	3
	是不少	2
	并不很多	1
	根本没有	0
6. 我突然发生恐慌感	确实很经常	3
	时常	2
	并非经常	1
	根本没有	0
7. 我感到有点害怕，好像某个内脏器官变坏了	根本没有	0
	有时	1
	很经常	2
	非常经常	3

　　评分的解释：具有焦虑情绪者，总评分11分以上，说明存在严重的焦虑情绪，需要提供心理帮助，以及服药治疗，可转入专科医院。具有焦虑情绪反应，但总分8~10分，可提供心理帮助

（三）心理压力水平评估

目前心理压力测量表种类很多，下面介绍几种常见量表。

1. 社会再适应评定量表　Homes 和 Rahe 社会再适应评定量表是一个测量压力和疾病关系的工具。询问在过去的 6 个月是否具有以下情况，见表 6-3 及表 6-4。

表 6-3　社会再适应评定量表（SRRS）

等级	生活事件	评分	等级	生活事件	评分
1	丧偶	100	23	子女长大离家（如结婚或上大学）	29
2	离婚	73	24	法律问题的困扰	29
3	夫妻分居	65	25	取得杰出成就	28
4	坐牢	63	26	妻子开始或停止工作	26
5	直系亲属死亡	63	27	上学或毕业	26
6	受伤或疾病	53	28	生活条件改变	25
7	结婚	50	29	个人习惯改变	24
8	被解雇	47	30	与上司闹矛盾	23
9	复婚	45	31	工作时间或条件改变	20
10	退休	45	32	迁居	20
11	家庭成员健康变化	44	33	转学	20
12	怀孕	40	34	娱乐方式改变	19
13	性生活不协调	39	35	宗教活动改变	19
14	家庭增加新成员	39	36	社会活动改变	18
15	调整工作	39	37	小额抵押或贷款	17
16	经济状况变化	38	38	睡眠习惯改变	16
17	好友死亡	37	39	一起生活的家庭成员数目变化	15
18	工作性质变化	36	40	饮食习惯改变	15
19	一般家庭纠纷	35	41	休假	13
20	借贷大笔款项	31	42	过重大节日	12
21	取消抵押或贷款	30	43	轻微违法（如收到交通罚单或闯红灯）	11
22	工作责任改变	29			

表6-4　总分及压力水平分析

分数	生活改变程度	心理影响
300分以上	主要生活改变	1年内主要疾病
250～299	严重的生活改变	疾病抵抗力减弱
200～249	中等程度生活改变	抑郁
150～199	轻微生活改变	淡漠、偶尔抑郁
0～149	很小的生活改变	健康状况良好

2. 压力量表　JM.Wakkace 的压力量表要求受试者用大约8分钟时间填写，不要在每一题上花太多时间考虑（表6-5，表6-6）。

表6-5　压力量表

项目	压力描述	频　率 总是　+4 经常　+3 有时　+2 很少　+1 从未　+0
1	我受背痛之苦	
2	我的睡眠不定且睡不安稳	
3	我有头痛	
4	我腭部疼痛	
5	若需等候，我会不安	
6	我的后颈感到疼痛	
7	我比多数人更神经紧张	
8	我很难入睡	
9	我的头感到紧或痛	
10	我的胃有毛病	
11	我对自己没有信心	
12	我对自己说话	

项目	压力描述	频　率 总是　+4 经常　+3 有时　+2 很少　+1 从未　+0
13	我忧虑财务问题	
14	与人见面时，我会窘怯	
15	我怕发生可怕的事	
16	白天我觉得累	
17	下午我感到咽喉痛，但并非由于染上感冒	
18	我心里不安、无法静坐	
19	我感到非常口吃	
20	我有心脏病	
21	我觉得自己不是很有用	
22	我吸烟	
23	我肚子不舒服	
24	我觉得不快乐	
25	我流汗	
26	我喝酒	
27	我很敏感	
28	我觉得自己像四分五裂	
29	我的眼睛又酸又累	
30	我的腿或脚抽筋	
31	我的心跳加速	
32	我怕结识人	
33	我手脚冷	
34	我患便秘	
35	我未经医师指示使用各种药物	
36	我发现自己很容易哭	
37	我消化不良	

续表

项目	压力描述	频　率 总是　+4 经常　+3 有时　+2 很少　+1 从未　+0
38	我咬指甲	
39	我耳中有嗡嗡声	
40	我小便频密	
41	我有胃溃疡的毛病	
42	我有皮肤方面的毛病	
43	我的咽喉很紧	
44	我有十二指肠溃疡的毛病	
45	我担心我的工作	
46	我口腔溃烂	
47	我为琐事忧虑	
48	我呼吸浅促	
49	我觉得胸部发紧	
50	我发现很难做决定	

表6-6　总分及压力水平分析

分数	分析
≥96	这个分数表示极度压力反应正在伤害你的健康。你需要专业治疗师给予一些忠告，帮助消减你对压力的知觉，改良生活质量
85～95	这个分数表示你正经历太多的压力，并损害你的健康，并令人际关系发生问题。你的行为会伤害自己，也可能会影响他人，因此，对你来说，学习如何减除自己的压力反应是非常重要的。你可能必须花许多时间做练习，学习控制压力，也可以寻求专业帮助

续表

分数	分析
74~84	这个分数表示你的压力程度中等,有可能对健康不利。你可以仔细反省自己对压力如何做出反应,并学习在压力出现时,控制自己的肌肉紧张,以消除生理刺激反应
63~73	这个分数指出你生活中的兴奋与压力是相当适中的。偶尔会有一段时间压力太多,但你也许有能力去忍受压力,并且很快地回到平静的状态,因此对你的健康并不会造成威胁
52~62	这个分数表示你能够控制你自己的压力反应,你是一个相当放松的人,也许你对于所遇到的各种压力,并没有将它们解释为威胁,所以你很容易与人相处,可以毫无惧怕地胜任工作,也没有失去自信
41~51	这个分数表示你对所遭遇的压力很不易为所动,甚至是不当一回事,好像并没有发生过一样。这对你的健康不会有什么负面影响,但你的生活缺乏适度的兴奋,因此趣味也有限
30~40	这个分数表示你的生活可能是相当沉闷的,即使刺激或有趣的事情发生了,你也很少作反应。可能你必须参与更多的社会活动或娱乐活动,以增加你的压力激活反应
19~29	如果你的分数落在这个范围内,也许意味着你在生活中所经历的压力经验不够,或是并没有正确地分析自己。你最好更主动些,在工作、社交、娱乐等活动上多寻求些刺激

三、处理建议

(一)转诊

1. 抑郁患者转诊 具有典型抑郁情绪者,抑郁评分11分以上,转诊到专门的精神科门诊治疗。

2. 焦虑患者转诊 具有典型焦虑情绪者,焦虑评分11分以上,转诊到专门的精神科门诊治疗。

3. 心理压力患者转诊 一般来说具有以下特点的患者需要心理专科帮助,可转诊到心理专科门诊。

(1)压力事件发生时,有明显的或不寻常的症状。

（2）压力水平严重影响生活的诸多方面，并处于恶性循环。

（3）患者希望得到专业帮助。

（4）压力引起重要的机能紊乱如严重的腹泻、头痛或胸痛。

（二）心理指导

1. 抑郁患者 总评分 8～10 分，以及经专科医院治疗后的抑郁患者可接受心理指导。

2. 焦虑患者 总评分 8～10 分，以及经专科医院治疗后的抑郁患者可接受心理指导。

3. 心理压力患者

（1）对于较轻的心理压力患者，没必要强调减轻压力。虽然存在较强的心理压力，但并没有其他问题，能够应对，这种压力可能起到积极作用，只需要提供缓解心理压力的一般知识即可。

（2）对于较强的心理压力患者，自己应对困难的，心理医师需要和患者共同制定压力管理计划。

四、提供帮助

制定压力管理计划，对于所有需要缓解心理压力者，具有大致相同的工作步骤和计划，但是针对不同的压力源运用的具体技能不尽相同。对于不同的个体应具有特异性。

（一）压力源分析和处理

1. 压力源分析

（1）将产生压力的问题列出清单：让患者充分地倾

诉,倾诉一方面可使患者减轻心理压力,同时有助于我们归纳、分析压力源。另一种方法是:让患者写出压力产生的主要原因,使清单尽量包括所有导致压力或焦虑情绪的所有问题。根据以上信息归纳出患者产生压力的原因属于哪一类,压力源必须得到患者的认同,有助于患者针对压力源采取措施。

(2)找出可避免的压力:在所有压力源中,列出你可掌控的压力,这类压力通过采取一定的手段比如直接采取行动、合理安排时间以及委托他人等方法消除。

(3)找出可能避免的压力:对有些压力的掌控可能具有不确定性,其中有受你控制也有受别人控制的,只有进行一定的研究和分析,才能清楚地认识,并增强对它的控制。

(4)找出不可避免的压力:剩余的压力可能超出了你的控制范围,人际关系中的很多压力属于这个类型。

表6-7是压力源分析举例。

表6-7　压力源分析

可能存在的压力源	压力源归类	应对压力源采取的方法
疾病的困扰	可以消除	有效控制血压,与医生建立疾病管理关系
面临退休的不适应	可以接受	接受事实,想象因此而带来的好处,选择一项你喜欢的事做
为子女照顾孩子	可以避免/接受	如果你不想因此而徒增压力,找个帮手或者干脆拒绝子女的要求
与子女的关系	可以消除	避免过多的接触,或者解决争议

可能存在的压力源	压力源归类	应对压力源采取的方法
社区活动	可以避免／接受	如果这是你不喜欢的，就学会说不；如果这是你喜欢的挑战，那就想办法做好
希望当上领导	可以消除	如果这是不切实际的想法，那就放弃；如果自己是有能力的，那就创造条件

2. 压力源处理

（1）对于可消除的压力源：针对可避免的压力源，制定去除压力源的方法、实施步骤和实施时间。经常采取的方法：

1）解决问题：交谈、变换工作方式，改善家庭条件

2）切实的希望：压力产生的一个重要来源就是不切实际的希望，人们经常因为某些事烦恼，并不是因为它确实能产生压力，而是没有达到我们的希望。当希望是符合实际的，生活中的很多事会可预料或更容易处理，我们会觉得自己能对很多事做很好的计划和准备。

（2）针对能避免的压力源：对于能避免的压力源我们只要做到从紧张的环境走开，或改变路径避开压力源。经常采取的方法：

1）学会说"不"：由于不说"不"，我们成为不情愿的奴隶，不断牺牲自己的想法和愿望，因而生气、心烦。对于额外的责任、过分的要求和没有意义的活动说"不"，可以减轻我们很多压力。要认识到我们有权利说"不"；不要给予过多的诺言和责任，只答应自己打算要做并且

真正能做的事；不要匆忙答应别人的请求，允许自己有一段时间考虑；提供可变化的可能，今后某个事件可能会接受这个请求。

2）学会放弃：如果只要在某个环境中就会存在压力，比如现在从事的工作，正在交往的朋友等，不妨改变一下环境，如换一个工作。

（3）接受不能控制的压力源：对于不能去除的压力源，比如慢性疾病，我们正视它的存在，并采取积极乐观的态度对待。经常采用的方法：

1）积极的态度面对，用产生压力最小的方式看待它。

2）把它作为生活中常规的事情，合理设置目标、安排解决问题。

3）分散和转移注意，有意识地安排其他事情，不总在纠结一件事情。

（二）改变看待事物的方式

1. 了解对待压力的态度和采取的措施分析患者对待压力的态度及处事方式有助于我们有的放矢地引导患者改变或调整看问题的方式，从而缓解心理压力。针对患者看待事物的方式指导患者学习以积极的态度看待事物：

（1）与患者分析看待一件事情的多种方式，最好选择其喜欢的方式。

（2）分析不利境遇对自己可能产生的积极影响。

（3）站在别人的立场分析他人的行为，学会理解别人的行为。

（4）总结哪种看待问题的方式产生压力最小。

（5）改变不切实际的希望和不合理的观念；锻炼一种积极的态度和和谐的情绪。

比如，面对退休。有些人说："终于可以好好歇歇了，可以好好陪陪家人，可以安排旅游和做自己喜欢的事了"。这是一种积极地看待问题的方式，用这种方式看问题，退休这件事不会使人产生压力。有些人说："我还有很多工作想做，退休后我无事可做，我不经常见到我的同事，我的收入会减少"。

第二种看法是从消极方面看待事情，这种看待事情的方式可能会使我们的情绪产生变化。因此我们尝试一些变化，首先想到退休将给自己的家人带来哪些好处并肯定这些好处，而不是先看到那些不利之处；想想对这些不利的方面我有没有能力处理？这些一定会产生不好的效果吗？将这些消极方面有可能会带来对自己或对家人积极的转变列出来，并肯定这些转变，以这样的方式——从事物积极的方面看待问题，善于看到不利方面可能产生的意想不到的好的结果，你会觉得，原来退休也不错，没那么难受。

2. 改变 A 型性格 A 型行为综合征具有三个典型特征：敌对、时间紧迫感和竞争性。

A 型行为个体可尝试以下改变：

（1）针对时间紧迫感：合理安排时间，短时间集中精力做一件事情，认真安排自己的活动，尽可能保持有弹性的安排。

（2）针对竞争压力：平静的听别人谈话，控制自己不打断他们；不要干扰别人的工作，即使你觉得你做的会更快。

（3）针对敌对情绪：学习友善，尽可能多的对他人微笑，减少内心的敌意。

3. 改变完美主义　完美主义者首先要意识到自己完美主义存在的问题，做事的目标是好，而不是最好，要有切实的希望。

（三）脑卒中患者的情绪管理

心理压力一旦产生，必然伴随着情绪上的变化，而情绪又作为一种刺激反馈到人的身上，使人产生更强的压力感。情绪是可以控制的，通过情绪控制，人们会获得一种和谐的情绪，这种情绪让人放松、让人包含爱、宽容、向往和积极。如果经常练习，会改变面对压力的习惯和态度。

1. 情绪肯定　悲伤可以有效地帮你恢复控制感，防止自己的心灵受到压抑，承认自己悲伤的情绪是治愈心灵痛苦的重要的一步。

2. 情绪释放

（1）倾诉：倾诉的对象可是自己信赖的人，也可以是物或者场景，比如广阔的天空、大海、草原等。

（2）寻找出气筒：比如摔打变形球。

（3）锻炼：挥洒汗水和情绪。

3. 情绪疏导　对于不善于发泄或释放情绪的脑卒中患者，需要进行情绪疏导。

（1）引导患者倾诉或哭诉或者写出来。

（2）带患者到过去喜欢去的地方，比如海边、草原等。

（3）倾听音乐。

（4）从患者的感受出发进行安慰和劝解。

4. 消除紧张情绪　消除紧张情绪的一个重要方法是培养幽默感或在感到紧张、压力大时，找一些幽默的笑话、相声、漫画、书籍等来听或看，并从内心开怀大笑，刺激大脑产生儿茶酚胺。儿茶酚胺可帮助人们减轻疼痛和不舒服感，消除厌烦、忧郁和紧张的心理状态。

5. 和谐情绪　练习转换压力的关键是用自己的力量调节情绪和感知，不需要控制你的处境和面对的形式。用心调节交感和副交感神经的和谐，同时通过默想和感受获得和谐的情绪。

将注意力放在呼吸上，进行深长而平稳的呼吸，在吸气的时候可以想象一幅美的场景，呼气的时候想象你在那美的场景中尽情地表现自己；你也可以想象一个充满爱的故事或场景，慢慢将自己也置身其中，感受其中爱的感觉。通过呼吸调节使交感和副交感神经调节达到和谐，同时达到情绪的和谐。你可以在早上、中午工作前、睡前或者任何你需要的时候进行，每次只需要几分钟，你就会拥有一种完全不同的心情和心态，这很有助于提升激情、成就感和应对问题的积极性。

6. 激励和支持

（1）增强自信：脑卒中患者由于肢体出现不同程度的失能，影响了生活质量，有时会产生悲观情绪，对自己今后的生活缺乏信心。对于具有抑郁倾向的脑卒中患者培植其生活的信心非常重要，这需要患者和患者的支持团队的共同努力。首先患者的支持团队经常肯定患者的努力，赞扬其取得的进步以及行动的积极性，并且激励患者更进一步的努力和行动。通过他人的肯定和鼓励使患者认识到自己状况的改善，并且通过自己的努力能继续得到改善；自己不但能做事情，而且能把事情做好；自己不仅能照顾自己还能给家人或者周围人提供帮助。

（2）提高兴奋性：具有抑郁倾向脑卒中患者往往对很多事情表现出淡漠和或缺少兴趣，因此重新提高患者的兴奋性是帮助患者的重要内容。可以从三个方面考虑：①从患者感兴趣的事情做起，不断扩大其兴趣面；②促进患者与其以往喜欢和信赖的朋友进行交流，并带动患者共同进行有意义的活动；③有意识培养患者新的爱好和兴趣。

（3）获得社会支持：建立由亲人、朋友、同事、邻里、医生等患者信赖的人组成的社会支持系统，这些支持系统不仅可以为患者提供物质和精神的帮助，还能提供情感的支持。不管遇到什么困难，患者都会找到能给自己提供帮助的对象，找到自己可以倾诉的对象。

（四）放松练习

放松主要是通过肌肉、骨骼关节和呼吸的放松以及神经放松等基本动作来降低机体能量的消耗，从而达到控制情绪和缓解压力的目的。每天 1～2 次，每次 20 分钟放松练习很有好处。放松包括：呼吸放松、精神放松、肌肉放松等。但初学者需要专业人员的指导，尤其是有心脏病、癫痫、高血压、糖尿病和有心理问题者。

1. 放松的准备和过程

（1）找到一个合适的地方，安静没人打扰。

（2）坐在椅子上，后边有舒服的靠背，双脚放到地板上，手放在膝盖上，平均分配身体的重量（也可躺着）。

（3）保持松懈。

（4）呼吸放松，慢慢深呼吸。

（5）运用先紧张后松懈的原理，肌肉紧张后松懈时有很放松的感觉（或者心里有很放松的感觉）并将放松的感觉扩大到其他部位。

（6）心理放松和肌肉放松带动全身放松。

2. 呼吸放松

（1）采用腹式呼吸，使腹部随呼吸起伏（胸式呼吸很难得到放松）。

（2）深长呼吸，改变呼吸频率（每分钟呼吸 10 次，而不是 14～16 次）。

（3）深吸气后，慢慢呼气（从 1 数到 10）。

（4）注意放松的感觉。

3. 精神放松

（1）保持一个很舒服的坐姿或者舒服地躺着。

（2）缓慢自然地呼吸，随着每次呼吸逐渐放松。

（3）想象一个愉快的场景，比如一个湖、蓝天和流动的白云、一个美丽的公园、草原，取代所想的其他任何东西。

（4）想象的场景逐渐退去，脑中什么东西都没有，只有灰色或黑色的背景，忽视一切可见的情景。

（5）静静地过几分钟，欣赏这种想象和转变。

4.肌肉渐进放松　努力收缩一组肌肉，然后放松，将放松的感觉通过想象扩大到全身，闭上眼睛慢慢的呼吸，你会感觉整个身体是多么放松。

（1）手和前臂肌肉放松

1）握紧右拳 5～7 秒钟，注意手和前臂的紧张程度，然后松开手 20～30 秒钟，体会紧张后放松的感觉，然后重复。

2）深吸气后慢慢呼气，你会觉得紧张已经离开你的身体。

3）左拳重复以上的步骤。

4）弯曲右肘，收缩肱二头肌，注意紧张的感觉，伸直胳膊体会松懈的感觉。

5）右臂重复以上操作。

（2）颈部、肩、嘴巴、额头肌肉放松

1）挑起眉毛，皱起前额 10 秒钟，然后舒展额头，体会放松的感觉。

2）紧紧闭上眼睛 10～15 秒钟，然后保持眼睛轻轻地闭着，体会紧张和放松的感觉。

3）闭上嘴巴，对紧牙齿，然后放松，保持嘴唇轻轻分开。

4）头向后倾，感到颈部拉紧，然后头先后转向左侧和右侧，伸直颈部后头向前倾，下巴抵住前胸，然后头保持在一个合适的位置，体会紧张与放松的感觉。

5）耸肩，感觉颈、肩和背部紧张，放下肩膀感觉放松，然后耸肩分别向上、向前、向后，放下肩膀而放松。

（3）臀部、腿、脚部肌肉放松

1）分别弯曲左侧及右侧臀部和大腿，使脚后跟贴近大腿，然后放松，重复以上操作。

2）脚向脸部弯曲，感觉胫部紧张，然后放松，重复以上操作。

3）脚趾头向下绷紧，然后放松，脚趾头向上绷紧然后放松，重复以上操作。

5. 瑜伽冥想放松　瑜伽冥想放松术结合了多种放松技术（呼吸放松、肌肉放松、精神放松），可以使身心都得到放松。推荐晚上进行，在进行放松之前最好先进行一下肢体的拉伸运动或室外活动，然后在引导语提示和音乐中进行放松。

（五）提高机体对抗压力的能力

1. 身体防御

（1）减少咖啡因的摄入：咖啡因也是药物，是使身体产生压力的很强的刺激物。停用咖啡因 3 周以上，就会明显感到轻松、神经质减轻，睡眠好转、精力充沛。

（2）规律体育锻炼：在任何压力状态下，运动都是重要的缓解压力的措施。提倡每周 3～5 天，每天 30 分钟的中等强度的有氧运动。

（3）休息和睡眠：睡眠是重要的缓解压力的方法，慢性压力的患者经常感到疲乏甚至失眠。充足的睡眠可使人感到精力充沛，适应性提高。睡眠的时间长短因人而异，一般人 7～8 小时。充足睡眠的标准：晨起精神振作、白天精力充沛、并且能自然觉醒。如果感觉睡眠不是很充足,可早睡半小时至 1 小时。仍感睡眠不足,可再早睡半小时。白天短时固定时间的睡眠也是有益的(5~20 分钟),可使人重新恢复活力。睡眠对于缓解压力保持良好的状态非常重要。

(4)工作和休闲平衡:休闲是减轻压力的最快乐的方法,它可以有效对抗工作产生的压力。休闲的时间和水平与压力成反比,休闲时间越少,产生的压力越大。娱乐活动包括锻炼、娱乐、放松、社会活动、兴趣爱好等。

2.情绪和态度防御 将注意力放在自己好的一面,不要总是批评自己的弱点;不要总是回味自己遭遇的不幸;肯定自己的情感并且自我疏导;正视目前的问题;尽量改变自己而不是试图改变别人;改变自己的认知,你认为这是困难,那么它就是困难,你不认为它是困难,它就不是困难。

3.精神防御 回忆以前经历的美好的时光或温暖感人的故事或曾经置身的风景优美而旷远的景色;帮助别人或做对别人有益的事情或者对他人充满善意或感激;参加群体活动或者娱乐活动。

五、随访

1.随访对于改变行为具有重要意义,其主要目的是:

(1)随时为患者提供帮助;

(2)为患者行为改变树立信心;

(3)了解行为改变情况;

（4）了解行为改变的维持情况；

（5）提供社会支持；

（6）预防复发。

2. 随访方法

（1）电话随访；

（2）预约面对面随访。

（左惠娟）

第七章
脑卒中患者与脑卒中高危人群的戒烟与限酒指导

第一节　控烟策略概述

　　戒烟是疾病管理中较难实施的领域之一。烟草依赖是一种慢性成瘾性疾病，具有高复发的特点，自行戒烟率低。WHO已将烟草依赖作为一种疾病列入国际疾病分类（ICD-10）（F17.2，属精神神经疾病）。烟草依赖是一种慢性成瘾性疾病，引起吸烟成瘾的因素主要包括三大类：生物学因素、心理学因素和社会文化因素，而且这三种因素相互作用，相互影响。戒烟不但是一种生理矫正，亦是一种行为心理的矫正。治疗烟草依赖，行为咨询指导和药物治疗单独使用均有效，联合使用咨询和药物治疗的综合措施效果更优。

第二节　戒烟干预步骤与方法

　　5A模式可以直接、快捷地确认那些有意戒烟的吸烟者，并确认如何采取较佳的途径帮助他们成功戒烟（图7-1）。5A模式包括：询问（ask）、评估（assess）、建议（advice）、帮助（assist）、随访（arrange）。

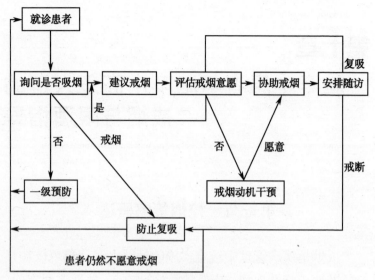

图 7-1 帮助戒烟流程

一、询问并记录患者的吸烟状况

询问每位就诊者,包括从未出现过任何与吸烟有关症状的患者的吸烟情况:"您目前是否吸烟?"对吸烟者,询问吸烟年限、吸烟量,最近是否考虑(再次)尝试戒烟?对不吸烟者,特别是过去曾经吸烟现已戒烟者,应对其不吸烟表示赞赏。

将吸烟状况清楚地记录在病历上或者录入信息系统。注意保证记录随时更新,并在病历中标明吸烟者所处的阶段。

二、评估吸烟者的戒烟意愿

戒烟动机和决心大小对戒烟成败至关重要。并非所有吸烟者都有戒烟意愿。但是大多数吸烟者都曾尝试过戒烟，有的人甚至进行过多次戒烟尝试。因此，对吸烟者进行干预时，了解该吸烟者的戒烟意愿程度非常重要，有助于提供适当的帮助。可通过询问戒烟的兴趣与意愿判定戒烟动机，例如询问：您想尝试戒烟吗？

（一）戒烟意愿的五个阶段

戒烟意愿改变模型是用来判断吸烟者的戒烟意愿，以及戒烟行为改变阶段的简易模型。根据吸烟者的戒烟意向将其改变过程分成五个连续的阶段：尚未准备戒烟期（在未来的 6 个月内尚未打算戒烟）；考虑戒烟期（打算在未来的 6 个月内戒烟）；准备戒烟期（计划在未来 1 个月内确定具体戒烟日期）；戒烟行动期（已经戒烟，但时间少于 6 个月）；戒烟维持期（保持不吸烟状态 6 个月以上）；复吸期（保持不吸烟一段时间后再次吸烟）。在成功戒烟前，吸烟者可能会在打算戒烟和采取戒烟行动两阶段间循环多次。疾病管理者针对吸烟者所处特定阶段提供相应的指导与帮助，将有助于提高他们戒烟成功的可能性。

（二）尼古丁依赖程度评价

建议使用国际上通用的 Fagerstrom 尼古丁依赖测量表（表 7-1）。

表 7-1　Fagerstrom 尼古丁依赖测量表（FTND）

	FTND	分值
1. 通常在早晨醒来后多长时间吸第 1 支烟？	≤5 分钟	3
	6～30 分钟	2
	31～60 分钟	1
	>60 分钟	0

续表

FTND		分值
2. 你是否在许多禁烟场所很难控制吸烟的需求？	是	1
	否	0
3. 你认为哪一支烟你最不愿意放弃？	早晨第一支	1
	其他	0
4. 你每天吸多少支香烟？	≤10	0
	11～20	1
	21～30	2
	≥31	3
5. 晨起后第 1 个小时内的吸烟量是否比其他 1 小时吸烟多？	是	1
	否	0
6. 你卧病在床时是否仍旧吸烟？	是	1
	否	0

评估：0～2分,很低；3～4分,低；5分,中等；6～7分,重度；8～10分,极重度

三、积极劝说所有吸烟者戒烟

结合吸烟者的年龄、身份、健康情况、病史、吸烟行为特征等,明确、有力地反复提出个体化的戒烟建议。强调戒烟的重要性。向患者发放文字宣传材料。

（一）5R 动机干预模型

对于目前还不想戒烟的吸烟者,应强化戒烟动机。促使吸烟者下定戒烟决心的实用有效的措施是使用 5R 动机干预模型。干预时,尽可能选择患者最容易接受的方式。宣教应中肯客观、个体化,避免夸大其词。有条件者,可以通过仪器(如 CO 呼出量分析仪)测试的方式刺激吸烟者做出戒烟的决定。

1. 相关(relevance)　向吸烟者提供的教育、劝导要

与吸烟者本人及其身边的人密切相关，要切中每位戒烟者所关心的问题，教育信息要围绕其本人的年龄、身份、身体状况、病史、家庭状况、以往的戒烟经历等，以求使说服力更大。

2. 危害（risk）　告知吸烟者吸烟的短期和长期危害，强调与其个人关系最大的危险。同时，还应强调吸低焦油或低尼古丁含量的烟草制品并不能真正减低吸烟害处；被动吸烟危害家人健康。

3. 报偿 / 益处（rewards）　使吸烟者认识到戒烟能带来的切身益处，强调那些和吸烟者最可能相关的益处。如：有利于现患疾病的恢复、延缓衰老、节省花销、保护孩子和家人免遭被动吸烟危害等。

4. 障碍（roadblocks）　医师应引导吸烟者了解戒烟过程中可能遇到的各种障碍，并教授处理技巧。如：戒断症状、信心不足、缺乏支持等。

5. 重复（repetition）　利用每次与患者接触或沟通的机会，反复强化动机干预，不断鼓励患者积极尝试戒烟。对于有过戒烟失败经历者，告知大多数人在成功戒烟之前要经历多次反复。

（二）吸烟与被动吸烟的危害

吸烟是人群心脑血管疾病的发病与死亡的独立危险因素之一。吸烟与冠心病、高血压、脑卒中等疾病密切相关。目前吸烟者脑卒中发病和死亡的相对危险，男性为 1.28 和 1.13；女性为 1.25 和 1.19，且随着吸烟量的加大危险上升，日吸烟量 20 支以上者脑卒中发病危险增加 36%。中国 35～64 岁人群中，吸烟者急性缺血性脑卒中事件和急性出血性脑卒中事件的发病危险分别是不吸烟者的 1.37 倍和 1.21 倍。

被动吸烟吸入的烟雾中含有多种有毒物质和致癌物,会增加血液黏稠度,伤害血管内膜,引起动脉硬化、脑血管供血不足,增加脑卒中发病的危险。对中国上海60 377 名妇女的调查显示,家中被动吸烟的妇女,患脑卒中的危险性随丈夫每天吸烟量的加大而增高,丈夫每天吸烟量为 1～9 支、10～19 支和≥20 支,妻子脑卒中患病危险分别为 28%、32% 和 62%。

(三)戒烟的益处

戒烟有益于提高自己的生活质量、他人的健康以及吸烟者自身的健康。任何时间戒烟都不算迟,而且最好在出现严重健康损害之前戒烟。明确告知患者烟害不完全可逆,越早戒烟越好!注意强调与患者最相关的益处。研究显示,吸烟者戒烟 1 年内动脉硬化危险就可减至吸烟者的一半。

四、帮助吸烟者戒烟

对于已经决定戒烟的吸烟者,提供个体化的戒烟帮助。应对整个戒烟过程干预,促使吸烟者改变行为和环境,引导建立一整套的健康的生活方式。帮助确定戒烟日期,并为他们提供戒烟材料、明确戒烟支持、分析戒烟障碍、指导使用戒烟药物治疗、推荐戒烟门诊,并根据以上内容制定个体化的戒烟计划。

(一)准备阶段

1. 强调戒烟的可能性,表达对其戒烟能够成功的信心,同时提供有帮助的行为提示。

2．不断强化戒烟的决心,让患者列出戒烟的种种理由。对某些患者,采取签订合约的方式可能会更具促动力。增强成功戒烟的信心。

3．帮助制订个体化的戒烟计划

（1）确定戒烟日期（最好在2周内）。

（2）营造"无烟"环境,避开吸烟环境,暂时避开吸烟的朋友。

（3）鼓励患者宣布戒烟的决定,争取家人、朋友的支持。

（4）和患者一起回顾其以往的戒烟经历,总结经验教训,明确戒烟的促进因素和妨碍因素。

（5）预见可能遇到的问题,提供帮助患者对抗戒断症状的预测性指导——介绍戒断症状和复吸,教授有效可行的基本应对技能。

4．制定一个包括充足水分和健康零食的健康饮食计划,以及增加运动的计划。

5．鼓励患者培养能使自己不吸烟的新习惯,代替旧习。

6．告知联系方式,便于患者能够随时与医生沟通。

（二）采取戒烟行动阶段

重点放在帮助处理出现的戒断症状、指导使用辅助戒烟药物、常见问题咨询。

1．在戒烟日当天断然戒烟。

2．帮助戒烟者完成对自己的吸烟类型和行为的分析与评价,了解吸烟的生理、心理依赖性与习惯性,寻找应对措施与具体方法。

3.处理戒断症状 吸烟成瘾是一种由于对烟草的依赖性增强而产生的行为,尼古丁则是形成烟草依赖的物质基础。尼古丁引起的生理性依赖通常还会导致吸烟行为依赖,如吸烟者常会有不自觉地掏烟和点烟动作。尼古丁依赖,又称烟草依赖,具有药物成瘾的全部特征。WHO专家委员会将药物成瘾正式定义为:由于反复使用某种药物所引起的一种周期性或慢性中毒状态。具有以下特征:①有一种不可抗拒的力量强制性地驱使人们使用该药物,并不择手段去获得它;②有增加剂量的趋势;③对该药的效应产生精神依赖并一般都产生躯体依赖;④对个人和社会都产生危害。所谓躯体依赖,又称生理依赖,即反复使用依赖特性药物,一旦停止用药,将发生一系列具有特征性的令人难以忍受的症状与体征。吸烟者戒烟后出现烦躁不安、易怒、焦虑、情绪低落、注意力不集中、失眠或睡眠障碍、心率降低、食欲增加等均为停止吸烟后的戒断症状。精神依赖,又称心理依赖,表现为对药物的强烈渴求。尼古丁与其他成瘾物质如海洛因、可卡因、酒精等相似,在中枢神经系统尼古丁与 $\alpha_2\beta_4$ 尼古丁胆碱能受体结合,导致多巴胺释放的增加,进而带来平静愉悦感,满足心理需要。尼古丁与受体竞争性结合使得受体激活延长,受体上调,当尼古丁水平下降时,受体恢复到开放状态,引起高应激状态,导致觅烟草行为。从烟草中反复摄取尼古丁会导致大脑的神经通路发生变化,从而在戒烟时会产生强烈的吸烟的欲望。

处理好戒断症状对戒烟的成败很重要。戒烟后的 2 周是戒断症状最严重，也是最需要得到支持与帮助的关键时期。可以教授尝试以下小方法对抗吸烟欲望：吸烟欲望强烈时，尽量延迟吸烟；做一些使自己无法吸烟的事情，如刷牙、织毛衣、运动、种花、嘴里嚼些东西等替代行为；想吸烟时做深呼吸；喝足量的水或果汁；与他人讨论、交流，特别是要与疾病管理者随时沟通。时刻提醒自己这些症状背后的益处。

建立一整套的健康的生活方式，饮食清淡，多吃水果蔬菜；避免酒、浓茶等刺激性饮料与食物。保证睡眠。增加体育锻炼既有助于戒烟，本身又是健康生活方式的一部分。精神压力大者，可采取运动锻炼，做精神放松练习等放松活动缓解紧张。烟瘾强烈者，在医生的指导下使用辅助戒烟药物。此外，可利用戒烟门诊咨询等资源。

4. 指导使用戒烟药物　已经公认，在行为干预的基础上加上药物治疗戒烟效果更好。药物具有促进戒烟的益处，使用辅助戒烟药物加上心理咨询指导能够使戒烟成功率提高 2 倍以上。烟草依赖有多种有效的药物可供使用，除非有禁忌证或疗效证据不足的特殊人群（如妊娠妇女、无烟雾烟草使用者、轻度吸烟者、青少年）外，医师应该鼓励所有尝试戒烟者使用一种或多种戒烟药物。

目前世界卫生组织推荐的 7 种戒烟药物（5 种尼古丁制剂和 2 种非尼古丁制剂）均具有可靠的提高长期戒烟率的疗效。主要包括：①尼古丁替代品，具体形式有

尼古丁咀嚼剂 / 口香糖、尼古丁吸入剂、尼古丁喷鼻剂、尼古丁贴片、尼古丁舌下含片。②盐酸安非他酮。③酒石酸伐尼克兰。上述药物可单独使用，必要时也可考虑联合用药。咨询指导能增加戒烟药物的效力。

尼古丁替代治疗（NRT）：尼古丁替代疗法即在停止吸烟的同时使用尼古丁替代品，主要是以非烟草的形式，部分提供原来从香烟中获得的尼古丁，以缓解戒断症状，减轻吸烟欲望，一旦达到戒烟的目的应逐步停止使用。已证实，尼古丁替代递减治疗是一有效的戒除烟瘾的治疗手段，可减轻尼古丁戒断导致的常见或明显的症状，可提高戒烟成功率。目前指南推荐使用的 7 种有效的辅助戒烟药物中，有 5 种是尼古丁替代品。

五、维持戒烟阶段与复吸预防

维持阶段的重点任务是防止复吸。绝大多数患者复吸发生在 3 个月内，因此医师有必要随访患者，随时给予帮助和支持。

（一）随访方式

随访可以采取打电话、门诊见面、发信件或邮件等方式。

（二）随访时间安排

在开始戒烟后的 1 周内应进行随访。第 1 周内戒断症状严重，需要告诉戒烟者咨询电话，随时解决遇到的问题。1 个月内要进行第 2 次随访，同时应安排下次随访。3 个月时应第 3 次随访。1 年后评估。对复吸者，加强随访咨询力度，适当增加随访次数。

（三）随访内容

随访时应紧扣主题，对吸烟者在戒烟过程中遇到的包括戒断症状在内的各种戒烟障碍应给予相应的帮助。对坚持戒烟者：应予以鼓励，了解戒烟药物的应用情况。对复吸者：帮助寻找复吸的原因和具体对抗方法；评估辅助戒烟药物的疗效和出现的问题；必要时，转诊患者接受专科戒烟咨询与治疗。需明确，复吸很常见，大多数吸烟者均有戒烟后复吸的经历，需要多次尝试才能最终戒烟。应将复吸作为很普通的现象对待，关键是要重建患者对戒烟的乐观态度，鼓励患者重新开始。根据经验，对吸入深度大者、烟龄长者、既往戒断症状重者、女性以及戒烟期间有说谎倾向的人较难戒烟，需格外关注。

最后再次强调：烟草依赖是一种慢性成瘾性疾病，具有高复发的特点。必须将烟草依赖作为一种慢性病对待，予以评估并反复干预。

第三节 限酒策略与方法

一、饮酒与脑卒中危险性的关系

大量研究已经较为一致地证实，饮酒对心血管疾病既有益处又有害处，但作用机制及发挥作用的条件很复杂，不能一概而论，视饮酒量而定。大量饮酒有害无益。

高血压是中国人群脑卒中发病的最重要危险因素。由于高血压是脑卒中的重要危险因素之一，故酒与血压的关系值得关注。研究证实重度饮酒与男女性高血压之间存在关联。中年人长期每天饮酒12g可使血压升高1mmHg；老年人和既往有高血压病史者，血压升高得更明显。现有的证据一致表明，大量饮酒（定义为>30g/d）是高血压的重要危险因素，使脑卒中的发病风险增加，在女性可能更为明显。另外，饮酒能降低降压治疗的疗效。大量饮酒者戒酒后，血压可能会降低，且对降压药物的反应改善，有利于血压的有效控制，并进而减少脑卒中的发生。

少量有节制饮酒的研究结果比较混杂，一些研究发现少量饮酒对血压没有影响，或者使血压轻度下降；而另一些研究则报道血压随饮酒量的增加而增高。由于个体对酒精相关性疾病的易感性无法全面预测，而且适度饮酒的心血管保护作用是否具有长期效应目前尚不明晰，故不建议不经常饮酒者、从不饮酒者采用中少量饮酒的方式降低心血管疾病危险性；也不推荐将适度饮酒的方法作为预防心血管病的措施，类似的保护效应可以通过适当的饮食与运动等措施获得。

二、适度饮酒建议

多数成年人饮酒是适度的，发生饮酒相关问题危险性较低。然而，所有饮酒者，包括低危险者在内，皆应有饮酒相关的健康风险意识。医师应向患者提供有关饮酒危险性的知识与忠告。

每日饮用多少酒才算适度饮酒或安全饮酒呢？尽管国际上有每日安全饮酒剂量的标准，但因种族、个体素质、健康状况等的不同,适度饮酒量也因人而异,需结合其饮酒行为进行判断。

饮酒的危险性高低,可根据表7-2进行大致的判断。

表7-2 饮酒危险性分类

危险性		饮酒量	对身体和情绪的常见影响
低危险性	有理智的饮酒	每周有任何1天饮酒1~2标准饮酒单位,每周至少有1天不饮酒	增加放松程度,减少心脏病的危险
中等危险性	有害的饮酒	每周有任何1天饮酒3~4标准饮酒单位,<12标准饮酒单位/周,每周至少有1天不饮酒	乏力,失眠,血压升高,动作不协调,忧郁或紧张,考虑问题不清楚,阳痿,开车或开机器容易出危险
高度危险性	危险的饮酒	每周有任何1天饮酒≥5标准饮酒单位;或每周有一半以上的天数饮酒≥3标准饮酒单位	除上述损害之外,可损害大脑,产生躯体依赖、记忆丧失,患严重疾病的风险增加(如肝硬化、头颈部肿瘤)

针对低风险饮酒者的建议:对所有目前饮酒的患者提出适度饮酒的建议。目前国际上广泛采用的饮酒安全剂量标准为:男性<2标准饮酒单位/日,女性<1饮酒单位/日;65岁以上老年人<1标准饮酒单位/日。酒,包括人们日常生活中饮用的各种含酒精的饮料,如白酒、葡萄酒、啤酒、黄酒等。从医学的角度,比较准确地计算饮酒量的方法是将所饮的酒换算成饮用纯酒精的剂量。1标准饮酒单位相当于12g纯酒精,相当于340g瓶装啤酒或白葡萄果酒,142g红葡萄酒或者42.5g含酒精饮品。

三、酒精依赖

饮酒具有成瘾性，也称酒精依赖。少量或适量饮酒，可使人愉悦，缓解紧张情绪，减轻焦虑。但是，部分人经过长期饮酒后，酒量会逐渐增多，出现一系列的临床症状，这就表明已经形成酒精依赖。表现为强迫性的、连续或定期饮酒，以体验饮酒后的心理效应，或是为了避免由于戒酒所引起的不适感。与其他成瘾性疾病一样，酒精成瘾病因复杂且不十分明确。现代医学认为酒精依赖是一种以精神症状为主的慢性脑疾病，成瘾是由于大脑结构或神经递质的传导出现问题所致。酒精依赖兼具有精神依赖性和躯体依赖性。精神依赖，或称为心瘾，表现为对酒的强烈渴求，躯体依赖表现为停止饮酒或骤然减少饮酒量 8～24 小时后出现心慌、出汗、失眠、易激惹、静坐不能、震颤、甚至意识障碍等一系列特征性的躯体不适症状，称为戒酒综合征。

酒精依赖一旦形成，治疗起来非常困难，戒酒者很难靠毅力控制自己的饮酒行为和饮酒量，很容易再次成为嗜酒者。由饮酒导致的疾病也就很难得到有效的治疗。虽然酒精依赖的发生和个体素质有关，但值得强调的是，青少年更容易形成酒精依赖，因此，青少年应避免饮用任何含有酒精的饮料。

四、指导患者改变饮酒行为

饮酒干预的目的是引导低风险饮酒模式，帮助有害饮酒者减少饮酒危险性。医师应该向患者提供有关饮酒危害的知识与忠告，向所有目前饮酒的患者提出个体化的适度饮酒建议。在患者咨询时，应注意技巧：采取同情的、非对抗的方式；应向患者提供几种改变行为的备选方案；强调患者自身对改变饮酒行为的责任；明确表达对患者改变饮酒行为的信心。

饮酒险评估与简单干预采用 4A 模式。推荐的筛检与简单干预方法步骤如下：①第一步，询问饮酒情况（ask）；②第二步，评估饮酒相关问题（assess）；③第三步，提出适当的行动建议（advice）（如设立一个饮酒目标、禁酒、接受酒精治疗等）；④第四步，随访监测 - 提供持续的支持（at follow-up: monitor&continue support）。

（一）询问饮酒情况

1. 询问所有患者："你是否饮酒（包括啤酒、葡萄酒或含酒精饮料）？"

2. 对目前饮酒者，询问饮酒量："你平均每周有几天饮酒？在你饮酒的日子，通常 1 天饮酒几杯？过去 1 个月你最多一次饮酒几杯？"

3. 对目前饮酒者，询问 CAGE 问题，即：

（1）C（cut down）："你是否曾有过减少饮酒量的想法？"

（2）A（annoy）："是否曾因有人指责你的饮酒行为而令你感到烦恼？"

（3）G（guilty）："你是否对饮酒感到遗憾或内疚？"

（4）E（eye opener）："你是否曾晨起后第一件事就是饮酒以稳定神经或摆脱宿醉（醒神酒）？"

对以上 4 个问题中的任何一个做出肯定回答，继续

询问:

（5）"这种情况过去 1 年是否发生过？"

如果患者具备以下特征，就可能存在饮酒相关问题：饮酒量：男性每周饮酒超过 14 个标准饮酒单位，或者每次饮酒超过 4 标准饮酒单位（男性＞14 标准饮酒单位／周，或者＞4 标准饮酒单位／次）；女性每周饮酒超过 7 标准饮酒单位，或者每次饮酒超过 3 标准饮酒单位（女性＞7 标准饮酒单位／周，或者＞3 标准饮酒单位／次）。或者，过去 1 年对 CAGE 问题有一个及以上的肯定回答。

进行饮酒相关问题筛查的恰当时机：①作为常规体检项目；②在处方与酒精有相互作用的药物之前；③提出可能属于饮酒相关问题时。

（二）评估饮酒相关问题

对筛查出存在酒精相关问题的患者，应对问题的性质与程度进行评价，确定问题的严重性：①发生酒精相关问题的危险增加；②目前存在酒精相关问题；③可能有酒精依赖。

1. 存在较高的发生酒精相关问题的危险

（1）指标：饮酒超过推荐的低危险剂量范围，或者饮酒处于高危险状态；酒精相关问题的个人或家族史。

备注：多数情况下，饮酒量和罹患疾病（包括肝硬化、食管、喉、肝脏及乳腺肿瘤、高血压、脑卒中）的风险之间存在剂量－反应关系。

（2）评估步骤

1）询问特征性的饮酒模式："您的饮酒量达到目前

的量有多久了?""您1周(或1个月)有几次饮酒量超过4标准饮酒单位以上?"

2)询问个人史或家族史:"您本人或直系亲属是否曾出现过饮酒问题?"

2. 目前存在的饮酒相关问题

(1)指标:过去1年出现过1种或2种CAGE阳性体征;存在饮酒相关临床或行为问题的证据。

(2)评估步骤

1)回顾患者的病史,寻找与饮酒有关的医疗问题,如眩晕、慢性腹痛、抑郁、肝功能障碍、高血压、性功能障碍、外伤、睡眠问题等。

慢性重度饮酒(≥3标准饮酒单位/日)同血清GGT(γ-谷氨酸转移酶)升高有关。这是过量饮酒的一个指征。

2)询问人际关系或工作有关问题:"你是否曾因饮酒引起诸如家庭问题、工作或学习问题、意外/损伤等问题?"

3. 可能存在酒精依赖

(1)指标:过去1年出现过1种或2种CAGE阳性体征;存在下列症状中的1~2个症状的证据:强制饮酒(饮酒渴求),控制力减弱(一旦饮酒无法停止),饮酒缓解(饮酒以避免戒断症状),戒断症状(震颤、恶心、出汗、情绪紊乱等表现),耐受性增加(在未达到"高"饮酒量之前饮酒量逐渐增加)。

(2)评估:询问以下问题:

1)"你是否曾有过一旦开始饮酒便不能停止?"

2）"你是否需要饮比以前多的酒以达到'高'水平？"

3）"你是否有强烈的饮酒欲望？"

4）"你是否曾为了饮酒而改变原有计划？"

5）"你是否曾在清晨饮酒以缓解震颤？"

备注：所选择的依赖症状仅供初步评价使用，但不能据此作诊断。诊断性评估，应将患者转诊给专科医生，由专科医生根据《精神障碍诊断与统计手册（第四版）》（DSM-Ⅳ）的诊断程序进行。

（三）提出适当的行动建议

首先应针对患者的饮酒模式及相关健康危险明确告知患者关于饮酒的医学观点。然后询问患者"你如何看待自己的饮酒行为？"

1. 提出戒酒建议，或是减少饮酒的建议对有酒精依赖的表现，戒酒或戒酒失败，妊娠或计划妊娠，患有禁忌证或使用禁忌药，应提出戒酒建议；如果饮酒量超过推荐的低风险量，但没有酒精依赖的证据时，应提出减少饮酒量的建议。

2. 达成一致的行动计划

（1）判定患者的意愿：通过询问"你是否准备尝试减少饮酒量或戒酒？"判定。帮助准备改变饮酒行为的患者共同制定一个详细的行动计划。

对非酒精依赖者：根据低风险饮酒的推荐饮酒量以及患者的健康状况提出饮酒量建议。每天饮酒不要超过2标准饮酒单位，每周至少1天不要饮酒，使依赖的危险性降到最小。

（2）确定酒量控制目标：让患者设定一个特定的目

标。询问："你是否准备设定一个饮酒目标?"。"戒酒一段时间或长期戒酒;或者限制饮酒量,你认为哪种更适合自己呢?"

（3）采取行动:将饮酒量控制到目标水平。

指导患者使用一些有效的行为方法。如:饮酒前先吃饭。饮酒前先用无酒饮料解渴。每饮1杯酒前先喝1杯无酒精饮料。改喝含酒精量低的啤酒。每口少喝一点。想饮酒时安排些其他的活动或工作。无聊或紧张时采取替代行为取代饮酒,培养新的业余爱好,如钓鱼、照相、社交、健身锻炼等。避免下班后去酒馆。尽可能避免或减少与饮酒者在一起。

向患者提供健康教育材料,并解释用途（帮助思考减少饮酒的原因,发现不健康饮酒的诱因,提供帮助维持饮酒目标的实用技巧）。

初步评价可能存在酒精依赖的患者,他们需要转诊接受专科的确诊与治疗。患者转诊程序:请患者参与做出转诊决定;讨论可利用的饮酒治疗服务资源;确定转诊时间。

（四）监测进展

饮酒干预需要随诊并监测患者的进展情况。需明确认识到行为转变是一个渐进的过程,反复的尝试与犯错误不可避免。患者管理的策略包括:告知患者会随时得到帮助与支持。随访内容包括:回顾目前进展情况;赞扬患者已取得的成绩;强调已取得的积极的改变;评估持续存在的问题并协助解决。

五、酒精依赖的管理与治疗

酒精依赖是一种极易复发的慢性成瘾性疾病,一旦形成酒精依赖,就需要长期接受治疗。由于酒精依赖是生理、心理和社会因素共同作用的结果,且其形成与脑的特定部位的病变有关,因此,戒酒治疗要基于生物 - 心理 - 社会医学模式进行全面考虑。酒精依赖治疗不仅需要药物,更需要心理、行为和家庭的综合干预措施。治疗需采取包括脱酒治疗在内的综合干预,旨在矫正患者的人格缺陷,培养健康的生活方式的心理治疗与行为矫正也是必需的。

1. 药物治疗 对酒精依赖者,药物治疗可缓解戒酒出现的戒断症状。酒精依赖的治疗多选择与酒有交叉耐受特性的药物。临床上多用苯二氮䓬类药物(如地西泮)替代递减法进行脱瘾治疗(推荐等级 A 级)。当需要大剂量使用苯二氮䓬类药物时,苯巴比妥类药可作为替代药物使用(推荐等级 C 级)。β- 受体阻滞剂、可乐定、卡马西平以及精神抑制药可以作为辅助治疗药物,但不推荐作为单独使用。

2. 克服心理渴求(心瘾) 克服心瘾是戒酒成功的关键。目前还没有一种药物可以消除心瘾,有些药物可能对减少心瘾的程度有帮助,如纳曲酮、抗抑郁药物等,但服用这些药物的同时须配合心理和行为治疗。

3. 防止复饮 复饮的原因与机体对酒精敏感有关,加上在心理上难以摆脱的强制性饮酒欲望,单靠自身的毅力仍无法克服。对于酒精依赖者而言,在戒酒一段时间后，试图控制饮酒量在小剂量或只饮用较低浓度的酒，都是危险的，会导致复饮。为了保证彻底戒酒，戒酒成功后，应避免再次饮酒。心理治疗有助于坚定戒酒信心，防止反复。防止复饮，除了在医生的指导下完成脱酒治疗外，还要接受长期的康复治疗，包括对相关心理或精神疾病的治疗、防复饮药物的治疗、心理治疗以及加入一些自助的康复组织。目前国际非常流行一种称为戒酒互助会（简称 AA）的治疗方法。该疗法是通过戒酒的 12 个步骤，以嗜酒成瘾者自发的方式帮助那些有意戒酒而自己不能节制饮酒的人成功戒酒，并保持永远不喝酒的一种治疗方法。在互助会里，嗜酒者相互讨论酒给自身带来的问题和如何戒酒，并由戒酒成功者为希望戒酒者提供帮助。会员们彼此提醒和辅导，最终达到完全戒酒的目的。

（杨晓辉）